増補版

# 回生を生きる

本当のリハビリテーションに出会って

鶴見和子、上田 敏、大川弥生

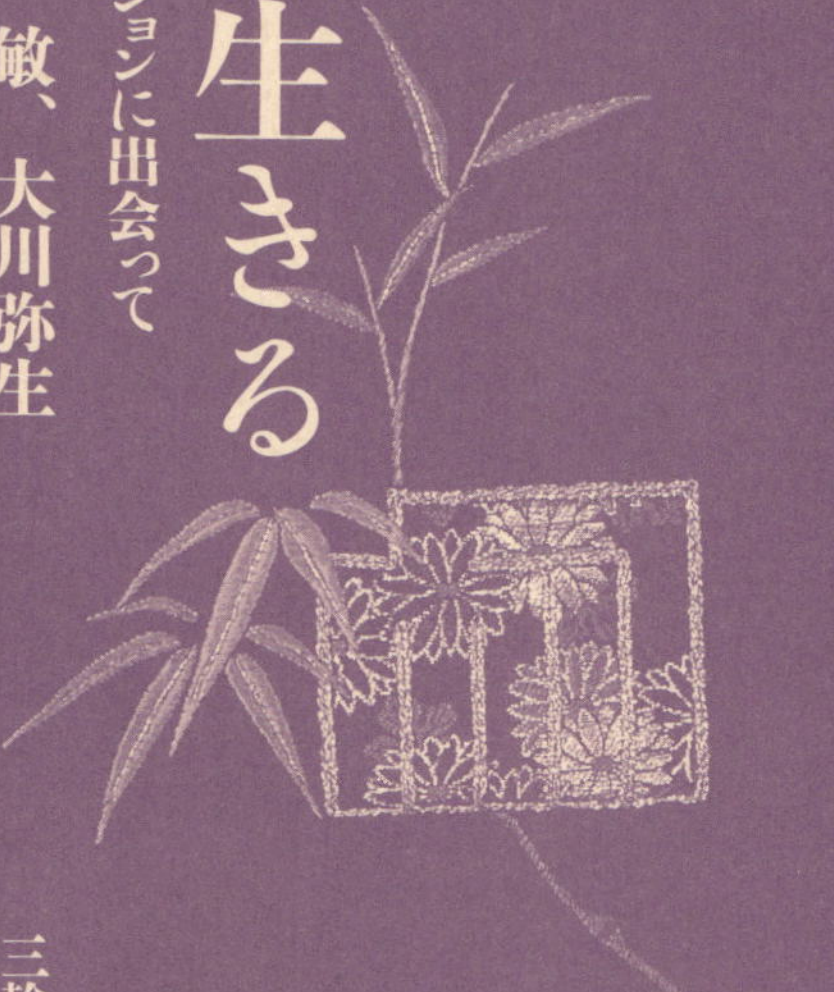

三輪書店

〈増補版〉

# 回生を生きる

本当のリハビリテーションに出会って

# 目次

装幀　上村浩二

## 「回生」を生きた豊かな十年（増補版はじめに）

読者はまず「回生」という、聞きなれない言葉に戸惑われるかもしれない。多くの辞書は「起死回生」を根拠に「生きかえること」とだけ説明している。しかし鶴見和子さん自身の定義はもっと深い、次のようなものである。

「回生とは、回復ではない。左片麻痺は死ぬまで癒らないことは、すでにはっきりしている。元に戻れないとすれば、生きているかぎり、前に向かって進むよりしかたがない。新しい人生を切り拓くことである。もって生れた可能性（埋蔵資源）を、生命《いのち》あるかぎり、発掘しつづけ、それに新しい象《かたち》を与えてゆく（創造）ことが、回生の究極のいみだと、今は考えている。不治の病と、そして人間の最後に訪れる老いも、そのための天与の季節だと心得て、この日この刻《とき》を大切に生きている。」（第二歌集『回生』藤原書店版あとがき、二〇〇一年）

本書はこのような「いさぎよい」生きかたを実現した鶴見さんと、「目標指向的リハビリテーション・プログラム」によって「回生」のお手伝いをしたわれわれ二人の医師とが、発病から真の「回生」までの道筋を、鶴見さんの内心の動きをリアルタイムで示す短歌という貴重な「資料」をまじえながら率直に語りあった記録である。

病気や障害のある方ご自身が自己決定権を行使して「自分自身を癒す」「自分自身の生活・人生を創る」のを、専門家が専門的な「思想に裏打ちされた技術」で支援する、というのがわれわれの理想であるが、鶴見さんはその意味で理想的な患者さんであった。

このような精神的に「自立した人」であることが、医療やリハビリテーションあるいは介護によって生活・人生のうえでの自立を達成するための前提であることはいうまでもない。

しかし現実の医療もリハビリテーションもしばしば個別性・個性を尊重せず、精神的な自立性を奪い、一律な「患者」という役割を押し付けてしまいがちである。鶴見さんのような方ですらまったくの例外ではなかった。このような「患者の役割」というものを（誰の悪意もないのに）作り出してしまう「医療マシーン」というものの恐ろしさをも本書から感じとっていただきたい。そこから一歩ずつでもいいから抜け出て、真の「回生」にむけて歩んでいく努力が医療従事者はもちろん、患者さんご自身にも求められているのである。

鶴見和子さんは二〇〇六年七月三十一日、宇治の「京都ゆうゆうの里」で大腸癌のため

に八十八歳の生涯を閉じられた。辞世の歌は七月二十四日の

そよそよと宇治高原の
梅雨晴れの風に吹かれて
最後の日々を妹と過ごす

であったとのことである（鶴見和子「遺言」、藤原書店、二〇〇七年）。

鶴見さんは左片麻痺になられてからの十年余の間に、本書を含む計三十点の著書を藤原書店をはじめとする数社から出版された。そのなかには上田との対談「患者学のすすめ――〝内発的〟リハビリテーション」（藤原書店、二〇〇三年）で、本書の第一部第八章で試みた「社会学とリハビリテーション医学との対話」を一層発展させようとしたものも含まれる。新聞・雑誌の文章やインタビューは数知れない。本書の初版の段階ではまだ課題であった「着物を着て講演する。しかも外国で、英語で」ということも、外国という点を除けばみごとに達成された。

弟の鶴見俊輔氏はこれを「鶴見和子自身の一生は…八十年に近い前半生と、十年を越え

る後半生に分かれると思います。前の八十年は世のしきたりにしたがって努力する道すじで、後の十年は長い前半生の実績、蓄積から養分を汲み取って表現する活動でした。こういう生涯の形はめずらしいと私は思います。」と高く評価しておられる（「環」28号、二〇〇七年）。

主著者である鶴見和子さんが亡くなられたことを受けて、わたしたちは本書の決定版をつくり、鶴見さんの霊前に捧げたいと思った。幸い本書初版の三年後に大川医師が「京都ゆうゆうの里」を訪れておこなった対談の記録が残っていたので、それを編集して第二部として加えることにした。

これは鶴見さんにとっては、初版（第一部）の鼎談の段階ではまだ半年にすぎなかった退院後の生活を、その七倍の期間をすごした時点で振りかえっていただいたことになる。「病院で基本を教えていただいたおかげで、体の状態の変化や新しくしたいことに応じて、自分で工夫して『埋蔵資源』を掘り出して新しいやり方を生みだすことができる。これが不断の自己決定だと思う。」という意味の鶴見さんの発言はまさに、自立を達成した当事者と、そのための前提をつくって差し上げたわれわれ専門家とのあるべき関係を示していると思われる。また「学生が教授を選ぶように患者が医師を選ぶべき」という発言も自己決定権の具体的なありかたとして傾聴すべきである。

一方われわれ専門家にとっては、第一部の段階が「目標指向的リハビリテーション」の、退院後半年の「初期効果」確認の機会であったとすれば、この第二部は「長期効果」の確認のまたとない機会であった。また第二部はリハビリテーション・プログラムの具体的な中身にふれるところが多いので、「目標指向的プログラム」というものをより具体的に知ることにも役立つと思われる。

このように第二部が加わったことで本書の内容は深みも厚みも増し、患者さんご本人、ご家族にも、一般の読者にも、そしてもちろん専門家、あるいはそれをこころざす人たちにも、一層おもしろく、そしてはげまされる内容のものになったと思われる。鶴見さんはそういうかたちで読者のなかに生きていくのである。

本増補版のために鶴見俊輔氏がわざわざ感想を寄せて下さった。ありがたいことである。

最後にこの増補版をつつしんで鶴見和子さんの霊前にささげる。

鶴見さん、どうかやすらかにお眠りください。

二〇〇七年六月

上田　敏

## 回生の花道（初版序文）

一九九五年十二月二十四日は私の命日だと、私はずっと思い続けていた。その日私は脳内出血で倒れ、左片麻痺となった。幸い生命だけはとりとめたが、いくつかの病院を経て、最後にリハビリテーション専門の病院で数か月訓練を受けたが、歩くことはできなかった。退院して車椅子の生活をしていた。入院中に詠んだ歌をまとめて、歌集『回生』を自費出版した（『コレクション鶴見和子曼荼羅』Ⅷ 歌の巻、藤原書店所収）。

その後、一九九七年一月に上田敏先生のご紹介で当時大川先生が指導しておられた病院に入院し、上田先生と大川先生のご診察を受けて、両先生の指導される目標指向的リハビリテーション・プログラムによって、私は杖（ウォーカーケイン）をついて歩くことができるようになった。ここでまったく新しい人生が開けた。

歌集『回生』は回生前期であったことが、今ははっきりわかった。上田先生と大川先生によって、私は全人間的回生への花道を歩き始めたのである。歩くことによって私は人間として生きている自覚をもち、新しい宇宙が開けてゆくような高揚を日々感じることができるようになったのである。

上田先生と大川先生は私にとって全人間的回生への導師である。もしあのときにこのお二人の類い稀な導師に巡り会わなかったら、私は半分死んだままで、いつしか寝たきりになり、生きながら死んでいただろうと思う。

この本は、私が回生前期に受けたリハビリテーションから、全人間的回生への花道に私を導いてくださった「目標指向的リハビリテーション」に至る道すじをお二人の導師とともに語り合ったありのままの記録である。

医師と患者とが、このように火花を散らして語り合い、協力し合えるということは、私にとって至福の経験であった。また医学と社会学との対話が実際の経験を通してできるということにも開眼した。上田先生・大川先生の目標指向的リハビリテーションの理論との対話を通して、私の考えてきた内発的発展論を今後機会があれば深めてゆきたいと希っている。

この本を私と同じような病気またはその他の事由で、障害または挫折を体験された方々とそのご家族をはじめ、介護をなさる方々に読んでいただいて、お互いにノートを比べ合い、新しい回生への花道を創造し合いたいと念願する。

一九九八年二月十五日

鶴見和子

# 第一部

# 鼎談・回生を生きる

鶴見和子・上田　敏・大川弥生

# 序章　不思議なご縁——三十八年ぶりの出会い

## 鶴見祐輔先生のご病気

**上田**　鶴見さんとは、考えてみれば、本当に不思議なご縁なんですね。もう三十八年前になりますが、お父様の鶴見祐輔先生（註1）がご病気になられて、私が当時おりました東京大学の沖中内科――今の第三内科ですが――にご入院になりました。お父様は右の手足がご不自由で、言葉も失語症ということで、それも失語症の中でもかなり重症なほうで、話すことも聞くほうも非常に難しい状態でした。私が当時リハビリテーションを沖中内科では唯一人始めたばかりだったものですから、なんとかお世話をしろと言われましてね。それで入院中もそうでしたけれども、退院されてからもお宅に何回か伺って、できるだけのことをしようとしました。そのとき、初めて鶴見和子さんとも弟さんの俊輔さん（註2）ともお会いして、いろいろお話もしたわけです。

その後、お会いする機会はありませんでしたが、お書きになったものは、和子さんのも俊輔さんのもよく拝見していました。ところが今度三十八年ぶりに、このご病気をきっかけにしてまたご縁が復活したというのは、何か不思議なご縁という感じがします。

お父様のときには、私は本当にリハビリテーションの勉強を始めたばかりでしたから、あまり十分なことができませんでした。それから失語症というのは、今でもそうですが、難しい点がいろいろあります。ただ、今だったら、少なくとも歩くことはできるようになったのではないかと思いますね。当時は日本のリハビリテーションというもの自体が本当に未熟な時代でしたし、私自身も未熟でした。私はその後アメリカに行って勉強して、やっと基本がわかったような次第ですから、非常に残念なことでした。

それでも、寝たきりになってはいけないということだけは強調して、車椅子で一日中起きていてくださいということだけは、かなりしつこく申し上げたことを覚えていますが、そのへんで少しはお役に立てたかなという感じはします。

しかしお子様として、お父様が急にああいう体の状態におなりになって、しかも知的な活動をなさっていた知識人として一番大事な言葉を失われたということは、鶴見さんご自身としても非常な衝撃でしたでしょうね。いかがでした？

**鶴見**　本当に上田先生には親代々のご恩を受けております。これもやっぱり父が先生に引き合わせてくださったんだなあと思うんですよ。父が一九五九年十一月に倒れて、すぐ沖中先生に来ていただいて、沖中内科に入院して、それから上田先生にお世話になったわけです。

## 失語症にもかかわらず明るいお父様の病室

**鶴見**　失語症ということなんですけれど、私は初めて「失語症」という言葉を聞いて、神山五郎先生（註3）のお書きになりました『失語症』という大きい本がありますね。あれを神山先生が下さったので、それを一生懸命になって読んだんですよ。それでパーシバレーション（保続）とか、アフェイジア（失語症）とか、そういう言葉を覚えたんです。覚えたことがとってもよかったんです。というのは、社会学の中にパーシバレーションという言葉が出たのよ。そのときに私はすぐわかったんです、どういうことかということが。だから本当に勉強になったんですけれど、父が一番気の毒だったのは失語症なんです。

**上田**　本当にそうですね。

**鶴見**　言葉に拠って立ってきた人が言葉を失った。だけど私は十四年間そばにいて関与いたしまして、先生はつたなかったとおっしゃってくださいますけれど、本当に感謝しております。のは、しょっちゅう体を動かしていなくちゃいけない、寝たきりにしてはいけないと。それで、その頃は付き添いを二人つけましてね、一日中寝返りを打たせたり、体位交換したり、それから車椅子に乗せたり。大変なんですよね、大きな男の人ですから。

それから、私は最初に車椅子に乗ったときに、車椅子を自分でこぐという練習をしたんですけれど、父は全然自分でこぐことはしなかったですね。

**上田**　それが当時の日本のリハビリテーションの未熟な点のひとつでした。

**鶴見**　車椅子を私たちが押していったんです。それだけど、それをしていたということによって、十四年間自分で動けず、そして今のような入浴の設備もありませんから体を清拭するだけで、それで床ずれ一つなかったんですよ。もうそれは本当に先生のお陰で、寝たきりにさせなかった。しょっちゅう動かして、毎日車椅子に乗せて外へ連れ出したということです。だから本当に先生のお陰でございますけれど、アフェイジア（失語症）は治りませんでした。

ただ、私とっても不思議に思ったのは、意思が非常にはっきりしていたこと。お客さんが来て何か話をするとき、私が通訳して間違うと、こういうふうにやるんですよ（手を振る）。

**上田**　ほう、そうだったんですか。

**鶴見**　それで私が聞き直すと、いつまでもこうやって、本当に納得するとうなずきまして、納得するまで手を振っている。あれはえらいことでしたね。だから頭の中で考えているということが非常にはっきりわかりました。ただ、それが発語できなかった……。

**上田**　なるほど。そうすると、私は比較的初期の頃しか拝見しなかったから言語理解も悪かったと先ほど申し上げましたが、その後理解に関しては相当回復されたわけですね。

**鶴見**　とっても理解力がありましたね。そして人を笑わせるんです。病室は明るくて、看護婦も私もしょっちゅう笑っていたんです。

**上田**　それは本当に結構でしたね。今お話をうかがって思い出したんですけれども、鶴見さんからいただいた『回生』に、

## 人間は死ぬまで成長すと寝ねしままことば失いし父は示し給えり

とあるのを読んで私は感銘を受けました。人はどんな障害をもっても威厳を失わず、人に影響を与えたり、生きる模範を示すことができるということです。たしかにお父様は立派な患者さん、というとおかしいですが、立派なお人柄を感じさせる患者さんでした。

## 『回生』のユニークさ――リアルタイムの立ち直りの記録

**上田**　それで、今度の話に入りたいと思うんですが、実は昨年（一九九六年）の末、三十数年ぶりに鶴見さんから突然『回生』という歌集を贈っていただきました。鶴見さんのような有名な方から本を贈っていただくというのは大変光栄なことだと思ったんですが、しかし一体何の関係があるんだろうと思って読み出したら、ああ、脳卒中をなさったのかと。それでみんな私も知っている病院ですから、あの病院に入ったのか、この病院に行ったのかと。そのうちに、かなり後ろのほうですけれども、私の名前が突然出てきましてね、なんだこれが関係があるのか、それで私にまで贈っていただいたのかということがわかりました。

**鶴見**　私『回生』という歌集を出しましたけれど、あれは全人間的な「回生」ではないんです。つまり命をとりとめた、一度死んで生き返ったという、それだけのことなんです。私の全人間的な回生は今年が「回生元年」なんです。一九九五年の暮れに倒れて、一九九七年の元旦に上田先生から速達をいただいたんです。先生が「一度診てあげたい」とおっしゃってくださった。もうこんなに素晴らしいことはなかったんです。それでご指定の病院に伺いますといって、入院させていただいて、それから歩けるようになったんです。

人間は歩かなきゃ「人間」じゃないと思うんです。（註4）この回生第一歩というのは、上田先生との再びの出会いで始まったんです。だから今年が「回生元年」で、歌集『回生』は「回生前期」なんですよ。

**上田**　なるほど。

**鶴見**　前段階なの。つまり回生するためには、半分でもいいから生きてなくちゃならなかった。その、命をとりとめたというのが第一段階。上田先生がおっしゃる「人間復権」、本当に人間として回生したのは先生のお陰なんです。だから本当に感謝しております。

**上田**　『回生』を拝見していて、非常に面白いと言っては申し訳ないですけれども、私の専門意識に非常にアピールしたのは、私たちはリハビリテーションの専門家として非常にたくさんの患者さんを拝見してきているわけです。脳卒中だけでも何千人という患者さんを診ている。あとほかの病気の方もたくさん診ています。その中で私たちとしては、リハビリテーションというものは、患者さんの体や日常生活をよくするといいますか、自立していろんなことができるようにすることに心がけるのは当然だけれども、それだけではやっぱり不十分であって、心の立ち直りが伴わなければ本物ではないと常々考えてきましたし、それを援助しようという努力をしてきたわけです。

しかし、今まではあくまで外側から患者さんの心の動きというものをこちらで察知して、想像して、それからいろいろ問いかけて話を聞くということだけでした。でもその時その時の心の動きを直接話してもらえるというものではありません。あとになって初めて、あのときはこうだった、ずいぶん思いつめていた、自殺さえ考えていたというような話がやっと聞けるわけですね。しかしそれが非常に勉強になって、そのあとの新しい患者さんを診るときに、前の患者さんの気持ちを思い出しながら接することができるわけです。

しかし短歌というのは、エッセイとか小説と違って、ほとんど短い時間で作れて、すぐに記録できるんですね。まったくリアルタイムにそのときの気持ちが記録される。

**鶴見** そうなんです。リアルタイム。

**上田** 日付を拝見すると、発病したその日から作られている。

**鶴見** その晩です。午後四時に倒れて、夜からと思います。

**上田** それでずっと続けて次々と書かれている。そうすると、初めの非常なショックの状態からいかにして立ち直っていったか、という心の立ち直りの経過がわかるし、また、このことが立ち直りの手がかりになったんだなということが非常によく読み取れるわけです。

とても勉強になる。今まで外側から見ていた患者さんの心の動きを内側から描いてもらっているということで、これは、こういう言い方はよくないかもしれませんが、非常に貴重な資料だという感じがまずしましたね。

**鶴見**　自分にとっても貴重な資料なんです。

## 「短歌療法」の可能性

**上田**　もう一つは、記録として貴重だというだけではなくて、鶴見さんは自分の体験を短歌という定型の形にまとめた。これは非常に知的な作業ですね。自分の感情や体験を知的に再把握して整理して客観的な作品として作り上げるという、そういう知的な作業を通じて、心の立ち直りというものを非常に早く実現できたと思います。

ですから、これは誰にもできることではありませんが、「短歌療法」とでも言うべき心理療法がありうるなということを思いました。

**鶴見**　私そう思いますね。もし歌がなかったら、私はあのとき死んでいたかもしれない。つまり言葉をもってこれを述べなきゃいけない、だからいっときも意識を失ったことがないんです。倒れてから、いっときも言葉を失わなかったの。それで本当に言葉を頼りにして——今、杖を頼りに歩いていますけれど、そのときは「言葉」を頼りにして立ち上がったんだと思っている。だから言葉ってとっても大事だと思いますね。

**上田** 本当にそうだと思います。やっぱり立ち直りの仕方には人さまざまな仕方があるんですね。共通したものはあるけれども、形としては非常に人さまざまなものがある。それまでに生きてきた人生の中で立ち直る力というものを蓄えてきていて、それがいざというときに力を発揮するわけです。それが鶴見さんの場合に、もちろん短歌だけではなかったと思いますが、短歌が非常に大きな助けになった。うらやましいなと(笑)。私は短歌を作ったことがないから、倒れてから急に短歌を作ろうと思っても、おそらく前の経験がないからダメだろうなと。じゃあ私は何で立ち直ろうかなということまで考えたりもするわけですけどね(笑)。

註1：鶴見祐輔(一八八五〜一九七三)。政治家、著述家。一九二八年以来衆議院議員四期。国際派型自由主義者と呼ばれる。戦後公職追放。一九五三年から参議院議員一期。妻・愛子は後藤新平の娘。『英雄待望論』『母』『子』など著

書多数。

註2：鶴見俊輔（一九二二〜）。哲学者、思想家、大衆文化研究家。思想の科学研究会、ベ平連（特に脱走兵への援助）などで活躍。「著作集」5巻ほか多数。

註3：神山五郎（一九二六〜）。耳鼻科医。歯科医。日本の言語聴覚療法の先覚者の一人。上田の同級生。

註4：「歩かなきゃ『人間』じゃない」というのは文字どおりにとれば問題発言である。歩けない人でも立派に人間であることはいうまでもない。ただ鶴見さんにとっては「本当のリハビリテーション」によって新しい人生が開けたことと全体の一つのシンボルとしての発言と理解したい。なお鶴見・上田「患者学のすすめ」藤原書店、六三—六六ページ参照。

# 第一章　私の脳卒中体験（一）

**上田**　ではあらためて今回のご病気について初めからうかがいたいと思います。病気で倒れたときから、いろいろな病院でいろんな治療を受けて、リハビリテーションを受けて、そして立ち直られていく過程、つまり体と心の両方の話を少し詳しく聞かせていただいて、それがこういう歌となって出てきたというようなお話をぜひお願いします。

まず、最初の発病のあたりからお話いただけますか。

## クリスマス・イヴに倒れる

**鶴見**　まず一九九五年十二月二十三日に私の家で、上智大学大学院の私のゼミを出た旧学生が集まりました。私は一年に一回か二回研究会をやっていたんです。報告者がいて報告して、それでガヤガヤしゃべって、そのときは私が自分で料理してお食事を出すんです。十数人ぐらい。そしてお酒をうんと飲んで、そしてみんなが十二時過ぎに帰るんです。そうすると、一応ちょっと洗い物はしていくけれど、きれいに片づいていないから後の洗い物が大変なんです。それで後の片づけをして、そして寝ようと思ったけれど、気になる本があったので、それを読んで午前四時に寝たんです。

そして翌日、クリスマス・イヴの日に手伝いの人が来てまた後片づけをしていた。午後四時になったときに、私は急に食堂で倒れたんです。起き上がろうとしてもどうしても起き上がれない。最初、唇が痺れたんです。左の唇。それだけども夢中になって手伝ってくれる人の名前を呼んだんですね。

## 唇のしびれを感じ「筒井さん、筒井さん」と呼び　起きるあたわず

そうしたら洗濯場にいたから聞こえないで、いつもはすぐ出てこないのに、そのときはすぐに出てきて近くの主治医の小柳順子先生に電話をかけてくれた。そしたら小柳先生がすぐ来てくださって、そして救急車を呼んで、救急病院に電話をかけて、私はよく覚えているんですが、「今夜の当直はどの先生ですか」ってお聞きになった。「あ、そうですか。それじゃすぐ伺います」って。

**上田**　それはしっかりしていらっしゃいますね。

**鶴見**　しっかりした女の先生なんですよ、主治医が。だからこの医師なら大丈夫という人

のところに送りつけて私の命をとりとめてくださった。そういう経緯があります。それを全部はっきり覚えているんです。

**上田**　なるほど。その前からかなり過労になっていらしたということはないですか。

**鶴見**　もうメッチャクチャ（笑）。それで小柳先生にうんと叱られたのは、親譲りで血圧が高いんですから、仕事を三分の一に減らしなさいっておっしゃったのが、仕事が三倍になったんですよ（笑）。そして二週間に一回血圧を計りにいらっしゃいと言われたのを、一年間放っておいたんです。

**上田**　（笑）悪い患者ですな。

**鶴見**　倒れる以前は悪い患者だったの。病院に入ってすっかり検査をしていただいたら、「あなたは脳の血管が切れた以外は、内臓になんの故障もありません」と言われたから、あッしまったと思ったのよ。ちゃんと血圧の薬を飲んでいれば、私はまだ仕事ができたって。

**上田**　薬は飲んでいらっしゃらなかったんですか。

**鶴見**　飲んでなかったの。

**上田**　おやおや、それは残念ですね。

**鶴見**　ある一定の期間飲んだんですけれど、安定したから先生がやめてもいいですよって。

それでやめて、ずっと計らなかったんです。

**上田**　やっぱり仕事の量ですね。無理が重なっていたんでしょうか。

**鶴見**　仕事の量が多すぎたんです。（声を落として）もうメッチャクチャな暮らしをしていたんです。私は健康であると絶対に確信をもってね。実際に健康だったんだけれど、血圧だけが高かったんですね。

　食べ物とか運動とか、そういうことにはとっても気をつけていたんです。毎日踊りを踊るとか、食べ物は塩辛いものは全然食べないで、野菜を中心に食べる。お酒は毎日五勺と決めて、それを厳格に守ったんです。私は五勺の酒を飲むとすぐ、もういいっていう信号が体から出るんですね。

　でも私、考えてみて、薬を飲んでいたらこういうふうにならなかったかどうか、そこはよくわからない。薬を飲んでいたってこうなったかもしれない。メチャクチャな暮らし。つまり血圧が高い人って元気なんじゃないですか。私は人より元気だったもの。自分が元気であるというすごい自信があったから。だから私は薬を飲んでいても、多かれ少なかれ、遅かれ早かれ……。

**上田**　それはわかりません、確かに。

**鶴見**　遺伝的体質ですからね。「こんなことをしていたら、お父さんのようになりますよ」って、そのお医者さんがおっしゃったんですよ。父を診てくださったから。それを私がそのときあまり気にとめなかったのが悪かった。

## 救急病院にて――「我もまた動物となりて」

**上田**　そして救急病院に入院されたわけですね。

**鶴見**　うちの近くの救急病院に入れていただきました。その救急病院のその夜の当直の先生の診断と処置がよかったから、今生きているんですよ。私の妹がその先生に会っていろいろうかがって、それを私に話してくれたのでわかったんですけれど、そのときの診断と処置が間違っていたら死んでいたんです。本当によかったんですね。

しかし最初の晩はとてもつらかったの。点滴をしているんです。すごく喉が乾いたの。水が飲めませんでしょう。点滴だけでしょう。それで十二月二十四日ですから寒いんですが、電気ストーブがベッドの下にあって、ムワァーと暑いんですよ。もうたまらないほど。それから私は蛍光灯がひどくきらいなんです。一晩中蛍光灯だから、拷問を受けているような感じがした。

**上田**　それが、

**動くこと禁じられつつ暖房の熱に耐え蛍光灯にさらされて寝る**
**七日七夜は拷問のごとし**

ですね。

**鶴見**　もう拷問みたいだったんですよ。それを自分が感じながら、これを言葉にしようと。それが私の本当に助けになったんです。そして唸り声ね。救急病院ですから夜になると唸るんですよ。

**さまざまな唸りを上げて病院は動物園のごとし夜の賑やかさ**

寝られないんですよ。みんな唸って。それで私は……。

**上田**　その次が面白いんですよ。

**鶴見**　そうなんです。

## 我もまた動物となりて高らかに唸りを発す　これのみが自由

なぜみんなが唸っているかわかったのよ。点滴ですから動いちゃいけない。絶対に動いちゃいけないって言われるでしょう。苦しいのに。だから何ができるといったら、「うわお～」と言うことだけなの。だから大きな声をあげる。これもとってもいいリハビリテーションじゃないかしら。

**上田**　ええ。

**鶴見**　発声っていうのは大事ですね。声が出るんだから。私は声が大きいのよ。だから人よりももっと大きな声で「うわお～」って言ったのよ（笑）。

**上田**　それが動物と違うところは、「これのみが自由」と、それを意識しているというところですね。

**鶴見**　そう。「これのみが自由」なのよ。これだけが自由だから、ここをやってやろうと思って、やったの。

**上田**　そこは人間としての自己主張がちゃんとあって、唸っている。

**鶴見**　これが一番あなたらしい歌ですって、哲学者の中村雄二郎さん（註1）が手紙を下さった。

**上田**　そう思いますよ。それが一番かどうかは別として（笑）、唸りを意識して、これが自分の自由の主張であるという自己主張を込めてしたというのは、ただ苦しいから唸っているというのとは違うんですよね。

**鶴見**　これはあとで作った歌じゃないんですよ。その場で夜中にガリガリ書いたから。それで付き添いの人からうんと怒られた。「病人が何してるんですッ夜中にゴソゴソ」って（笑）。鉛筆を置いといてガリガリ書いたのね。翌日これをちゃんと書いてと言うと、読めないというのよ。読めなくても判じ物でもいいから書いておいてといって、書いてもらったんだけれど、その場で作った歌なんです、全部。リアルタイム。

**上田**　リアルタイムというのは非常に貴重なことですね。

「怪夢は我を錯乱す錯乱す」

**鶴見**　それから夢を見るんですよ。私はあんまり夢を、見るのかもしれないけれども忘れちゃうんです。しかしその晩は非常にはっきり夢を見たの。

**一条《すじ》の糸をたどりて白髪の老婆降りゆく　底ひより新しき人の命**
**蜻蛉《とんぼ》の命登りゆく輪廻転生《りんねてんしょう》の曼陀羅図《まんだらず》**

それから本当に不自由なのに深山幽谷に行ったり、デパートの天井に上っていくという、そういう夢を見るのね。

**上田**　それが、

**深山幽谷にデパートの天井に足萎《な》えの我を連れてゆきて**
**怪夢は我を錯乱す錯乱す**

ですね。

**鶴見**　それは本当なのよ。深山幽谷に行ったかと思うと、デパートの天井まで上がっている。そういうのを覚えているのよ。何というデパートの何という売場だったって。

**上田**　ほう？

**鶴見**　それは何の売場だというと、現代繊維といって洋服売場なの。そして最新流行の洋服が下がっている。そういう売場の天井まで私が上っていく。そしてなぜこういう夢を見るかっていうことを考えているのよ。これはちょっと言いにくいんだけれど、その病院の院長さんがそのデパートを経営しているんだというのが頭にあるの。

**上田**　それは本当の話？

**鶴見**　私の作り話なのよ（笑）。それで、この病院の院長さんは、病院を経営しながらデパートを経営しているんだって、私そのときそういうふうに思い込んだの。どうしてそういうふうに頭が働いたんだかわからないけれど、それで「デパートの」と言ったのよ。

## 「これよりは身障者として生きなむ」
## ――水俣病と被爆者の痛苦を身に引き受けて

**上田**　私が非常に感心したのは、次の日の歌に、

**これよりは身障者として生きなむとひたすら想う**
**怪夢より覚めし深夜のベッドに**

というのがありますね。これはほとんど二十四日の夜でしょうか。そういう決意が非常に早かったということですね。

**鶴見**　というのは、自分がもう立ち上がれないですから。そのことは倒れた瞬間にはっきりしたんです。だからもう身障者になったって。父の病気を知っていますからすぐにわかったんです。

**上田**　もちろん、こういう決意をしたからといってそのままそれ一筋にずっといくというものではないんですね。それはその後のお歌を拝見しても、いろいろと気持ちが揺れ動く

たということでよくわかりますが、しかし、それでも非常に早い時期にこういう決意をもたれて、それをちゃんと文字にして残されたというのは、えらいと思いますね。

**鶴見** なぜそういう決意ができたかというと、やはり自分の体験からきているんです。それは水俣病と被爆者。こういう人たちとの付き合いがあるから。それで、初めて私は被爆者とか水俣病患者の、つまり重度身体障害者の人たちの痛苦をいくらか身に引き受けることができた、うれしいっていう感じがあったんですよ。それは本当に不思議な感じなんです。今でもそう思っていますけれど、よかったって。

私はメチャクチャな人だったな、そういう人たちと付き合いながら、わかったつもりだったのは思い上がりであった。そうじゃないんだ。自分がいくらかわかる。それはいくら思い上がっても、すっかりわかるとは言いません。だけど本当にわずか身に引き受ける。これはとってもよいことじゃないか、自分にとっても人にとっても。だから命あるものなら、この時点からもう一度出発しようと。それは非常に早く考えました。それであの水俣（註2）の歌を詠んだり、被爆者の歌を詠んだりした。

**上田** 水俣の歌がありますね。

**片身《かたみ》麻痺の我とはなりて水俣の痛苦をわずか身に引き受くる**

**心身の痛苦をこえて魂《たま》深き水俣人に我も学ばん**

などと。

**鶴見**　もしそういう人たちとの出会いがなかったら、あのときに私はそういう感じをもたなかったと思う。

註1：中村雄二郎（一九二五〜）。哲学者。明治大学名誉教授。『パスカルとその時代』『西田幾多郎』など著書多数。

註2：水俣（みなまた）とは、一九五六年に熊本県水俣市で発生した水俣病（工場排水による有機水銀中毒。神経系が侵される）またはその患者のこと。

# 第二章　私の脳卒中体験（二）

## 賤《しず》の苧環《おだまき》を思い起こして

**上田**　ところで、鶴見さんは『コレクション鶴見和子曼荼羅』というのを今お出しになっているところで、それの「Ⅷ 歌の巻」の「月報」に、私も書かせていただいたんですが（資料）……。

**鶴見**　ありがとうございました。

**上田**　同じ「月報」に詩人の大岡信さん（註1）がお書きになっていることが、これまた私にとっては非常に面白かったし、勉強になったんです。それは「十二月二十四日発病の日の歌は、三首とも字足らず、あるいは字余りで、私には病者の脳の働き方を示す貴重な記録とさえ思われる」ということで二首を引いておられて、

眠れども眠れどもなお眠き我の意識はいずこへゆくや

なにもせず寝ている我と過重労働の彼女と
役割交換したしという若き看護婦

「前者は字足らず、後者は字余り。鶴見さんが何の修正も加えずに公刊してくれたことは、人間の危機状態における意識のあり方についての、こよなき研究材料を提供してくれたことであ」るというふうに書いておられる。

そしてそれと比べて、もっと立ち直ってからの、国立小劇場で舞踊の「賤《しず》の苧環《おだまき》」を踊ったときを思い出す歌も三首掲げられている。

**すり足にて能の舞台を歩むごとく具足つけし足を踏みかためゆく**

**腰を入れ膝をバネとし歩むこと花道の出《で》を想い起こせり**

**花道を杖もて歩む静《しずか》われ　昔を今になすよしもがな**

三首がそれぞれ有機的な連関をもっていて、最初の一首目はリハビリテーションの場で自分が今していることに重ね合わせて舞踊の舞台での経験が思い出されてきた。それが思い出されてくると、二首、三首というふうにさらに発展していって、感動的なフィナーレで、花道を杖もて歩む静と自分が一体化して……

**鶴見**　「昔を今になすよしもがな」

**上田**　そういうことですね。それがちょうど舞踊の歌の内容と自分の今の状態とを重ね合わせるという、非常に優れた歌になっている、と大岡さんは言っておられる。

要するに、本当にここがリアルタイムに記録される短歌というもののいいところだと思うんですが、字余り、字足らずを気にせずに、ほとばしるように出た歌から始まって、だんだん整理されて、体験をもとにしながら、非常に知的に整理された、そして過去の体験と現在とを二重うつしに重ね合わせるといった、深味をもった、芸術的に高いものに到達していくことが、この歌集の中からも読み取れるということを専門家の大岡さんがおっしゃっているわけですね。これは精神的な意味での心のリハビリテーションのプロセスを示していると思うんです。

そのへんを、最初の歌を歌った頃、それからより高まったといいますか、そういう歌を歌った頃、その頃のことをうかがいたいと思います。

## はじめは字余り、字足らず

**鶴見**　それは最初は、救急病院で命をとりとめるかどうかという瀬戸際ですね。本当に私も、これは歌になってないということがわかっていて、でもこういうふうになって出てきたんだから、そのままを出そうと思って、あとで直したりしないで出したんです。というのは、自費出版だから、自分の記録として皆さんに読んでいただく。そういうつもりだったんですね。

**上田**　ただ、私は別に字余り、字足らずだからいけないとは言っていないと思うんですよ、大岡さんは。

**鶴見**　そうじゃないの。ただ、そういう形で言葉が出てきたんです。そのままを出したんです。だから私はむしろ、上田先生のようなリハビリテーションの、あるいは河合隼雄さん（註2）のような精神分析、心理学の方、そういう方に分析していただきたいという気持ちがすごくあるんですよ、実は。

**上田**　私はこの字余り、字足らずということに、読んだときには全然気がつきませんでした。大岡さんは専門家だからすぐ気がつかれたんでしょうが、私は全然気にならなかった。

内容に打たれた。ということはむしろ切迫感があるんですよ、こういう字余り、字足らずのほうが。完成感はまだないかもしれない。しかし非常に切迫した、訴えかけるものが強い。

**鶴見**　私はやっぱりこれを記録というものとして出したいというのが非常に強い、芸術として出したんじゃなくて、記録として出したいと思ったんです。私がどうやって生死の境を乗り越えたか。それから救急病院をやっと「脱出」したんですね。つまり死境を脱出したんです。そして聖母病院に行って、非常に精神的に安らいだんです。あそこがとてもそういう雰囲気だったんですね。

**上田**

天寵《てんちょう》は我にあり一九九六年一月五日聖母病院に転院を果たせり

外の空気はこんなにおいしいものか真冬日の太陽の下に我生還《せいかん》す

安らぎは充《み》ち充ちてあり医師《くすし》の面《おも》に看護婦の笑みに部屋の調度に

という歌など喜びがあふれていますね。

**鶴見**　そこで、精神的に安らぐと同時に、病状が安定したんです。それでここでリハビリテーションを始めたほうがよろしいということで、大塚の病院に移ったわけです。そして非常に初歩的なリハビリテーションを始めたわけです。そして平行棒の中を歩くということを始めたんですね。

**上田**　その頃の歌に、

**起き上がれた洗面ができた小さな喜び自力更生への道　険しかれども**

**萎《な》えし足に療法士の手を借り平行棒　前進　後退歩み果《はた》せり**

というのがありますね。

## 花道――静《しずか》の歌を歌った頃

**鶴見**　大岡さんがおっしゃったその静《しずか》の歌は、大塚の次の神奈川県のリハビリテーション病院に移ってからじゃないかと思います。

**上田**　本としてはかなり後のほうに出てきますね。

**鶴見**　はい、リハビリテーション病院で歩き方を教えていただいたんですね。教えていただきながら、自分で――結局リハビリテーションを教えていただいても、そのとおりできないわけです。自分で確かめながら、自分の中にある技《わざ》といいますか、それを引き出しながら行くんですね。それで私の中にある歩きの技は日本の踊りなんです。それでリハビリテーションの先生に「この歩き方は、能や日本の踊りの歩き方と同じですね」って言ったんですね。腰を入れる。腰を入れるということは自分が低くなることですね。そして足を踏みしめて、踵から出して、左足の重心をつま先に置き換える。そしてつま先に本当に力が入ったということを確かめたときに右足を出す。

それで、これをやって、平行棒で歩いているときに、イチ、ニ、サンで歩いたらひっくりかえる、それがわかったんです。だからイチ、ニィ〜、サンというリズムですね。平行棒で歩いているときに、それは教えられたんじゃなくて、自分で体得したんです。だから一拍おくという、その「間」ですね、これは踊りの「間」。

特に私は最後に国立劇場（小劇場）で踊ったのが「賤《しず》の苧環《おだまき》」なんです。そしてそれは杖をついて出てくるということで、とっても連想が……

**上田**　感じが似ているわけですね。

**鶴見**　はい。だからこれは杖をついて花道を出てくる静だなと思って、そのときにどういう歩き方をしたら本当に静になりきれるかということを一生懸命考えて、自分で静の歩きを、花道で出てくるときの歩きをやったんですね。そのことを思い出したんです。それでイチ、ニィ〜、サンでしょう。つまり、静はいそいそと出てきちゃいけないわけよ。だって頼朝に呼ばれて、もうどうなるかわからないわけです。

**上田**　いやいや出てくるわけですものね。

**鶴見**　そう。だから本当に死ぬ覚悟で歩いていったんですよね。それを師匠に言われたんです。「あなた、そんなにいそいそとして出てきちゃダメよ」って。「ああ、そうか」と思って、しずしずと、自分が死地に赴くかもしれない、そのときに覚悟はできている。覚悟しながら歩くという、その歩き方はどういうんだろうって考えながらやったんです。それが急によみがえってきたんですね。

**上田**　なるほどね。私は大岡さんの文章を読んでなるほどと思いましたのは、こういうことなんです。最初の頃は非常に字余り、字足らずで切迫感があるけれども、本当に今、目の前の現実のことで精一杯なんですね、気持ちが。

**鶴見**　そうなの。

**上田**　ところが後の時期になりますと、過去の自分が体験した、しかも自分の最も輝かしい時期の一つの体験というものを今の自分と重ね合わせてみて、そしてそれの違いもわかってはいるけれども、共通点を見つけてという、そういう非常に複雑な捉え方をしている。現在と過去とを総合的に捉えて、それからシチュエーションも、現在の病院というシチュエーションとひのき舞台というシチュエーションとをちゃんと重ねて見ている。空間的にも時間的にも非常に総合的にものが見られるようになっているわけです。それだけの心の余裕ができてきているということですね。

**鶴見**　そうだと思います。それで不思議なことに、リハビリテーション室というのはきれいな床なんですね、どこでも。そうするとこれはひのき舞台なんですよ。

**上田**　なるほど。

**鶴見**　私は「ああ、もう一度ひのき舞台に立った」と。だから花道なんですよ。もう一度花道に立った。そこに観客がいる。そういう感じで歩き始めたんです。

**上田**　なるほど。それは面白いですね。

## 「わがうちの埋蔵資源発掘し」

**上田**　それで私が思い出すのは、同じ三輪書店から出ています『自立と共生を語る』という本で、大江健三郎さんと対談したときに出た話なんですが、その前に『人生の親戚』という小説を大江さんが書いておられます。その中で子供を亡くすという非常に悲しい体験をした人が、何を見ても苦しい体験のことをつい思い出してしまう。そういう人に対して、ある人が「それは現在過ごしている時間に過去の悲しい時間を重ね合わせて、つい思い起こしてしまうのが人間の自然です。だけどそのもう一つ前には、亡くなった子供さんと楽しく過ごした時間もあったじゃないですか。だから現在と悲しい思い出と重ね合わせるだけじゃなくて、その前の楽しい思い出とも重ね合わせて考えたら、また道が開けるんじゃないですか」という意味の、非常にいいアドバイスをしているわけですね。

これは小さな一種の宗教グループの「小父さん」というよび名の指導者の人が一種のカウンセリングとしてした話なんですけれども、私はこれはリハビリテーションの中で、障害をもった人が立ち直るときの非常にいいアドバイスだと思うんですね。

**鶴見** 先生、これは昨日できたてのほやほやの歌なんですけれど、

## わがうちの埋蔵資源発掘し新しき象《かたち》創りてゆかん

私、リハビリテーションというのはそういうものじゃないかと思うんです。

**上田** そのとおりです。

**鶴見** これは私に限らないんです。誰でも何年か生きてきた人は資源が埋蔵されているんです。それからその前にDNAがあるんですよ。自分の祖先のDNAがずっとあるんです、自分の中に。それから自分が生まれて後に学習した知恵、情報、文化、それから技芸、すべてのものが埋蔵されて資源としてあるんですね。それを使わないで死んじゃうことが多いんです。

でもこういう病気になることによって、それを発掘する。つまり外からの刺激よりも、

自分自身の中にあるものにとても関心が向くんです。それでそれをいろいろ発掘して、そしてリハビリテーションを通して新しい象《かたち》にそれを配置していくんですよ。そして新しい象《かたち》を創造する。それがリハビリテーションなんだなということを昨日思いついて、この歌を作ったんです。

**上田** 本当にそれは本質をついていると思いますね。リハビリテーションとは、そもそもの意味が「権利の回復」ということです。障害をもった人は人間らしく生きる権利が剥奪されそうになってしまうわけで、人間らしく生きることが非常に困難になっている。しかし人間本来の権利としてそういうものをもっているはずですから、それを回復することがリハビリテーションだ。ということは、後ろ向きではないんですね。前向きに考えて……。

**鶴見** これは創造的なんです。私は本当にリハビリテーションというのは「創造」だと思う。

**上田** 普通の医学の一番悪いところは、マイナスだけを見るということです。悪いところがあるからそれを治す、いいところは当たり前だから別に研究する必要もないという考えでずっときているわけですね。リハビリテーションが今までの医学と一番違うところは、マイナスだけしか見ないということはしないわけです。

**鶴見**　マイナスをプラスに転化する。

**上田**　マイナスをプラスに転化するというよりも、実はマイナスをもっている人間がたくさんの隠れたプラスをもっていることに着目する。それを引き出すことで、マイナスを克服できる。それを「コーピング・スキル」の開発といいます。コーピングというのは、困難な現実を全否定したり抹殺したりするのではなく、なんとかうまく工夫してそのマイナス面を乗り越えていこうということです。具体的な生活技術のうえでもそれがあるし、心理的な「生き抜く力」としての「サイコロジカル・コーピング・スキル」というものもあるわけです（註3）。埋蔵資源というのは、その点でまさに非常にうまい表現だと思うんですが、だれでもそうした隠れた潜在的な能力をたくさんもっているわけです。それは隠れているからすぐには気がつかないんですけれども、専門家はいち早くそれを見つけることができる。専門家ならそれができなければならない。そして、早くそれを引き出すということをすれば、ある意味では無限に引き出せる。

**鶴見**　本当にそう思う。

**上田**　それが私たちが言っているリハビリテーション本来の姿なんです。リハビリテーションというのは、そういう意味で「プラスの医学」なんです。

そのプラスを達成するときに、精神的な面では、さっき出たような、過去の非常に輝かしい、自分に自信をもたらしてくれたような、そういう経験を思い起こして、今と重ねて、それと一緒に生きていこうとするような姿勢が非常に大事だと思うんですね。それを鶴見さんが歌に定着してくださったということは、非常にいいことだと思います。

## 杖歩行か車椅子か

**上田**　それで、さらに話を進めますと、リハビリテーションの専門病院に行かれて、平行棒の中で歩くことはおできになった。杖で歩くことも少しはやられたんですか。

**鶴見**　四点杖で歩く練習を始めたんです。ところが、理学療法士（PT）の方が、「あなたは歩くことは実用になりません。趣味としてやりなさい。あなたは自立歩行は不可能です。監視歩行です」と言われたんです。それでこれは大変だと。私はこれから伊豆高原〈ゆうの里〉（註4）へ行って暮らすときに、毎日監視してもらうわけにはいかない、そうすると歩けなくなる。これは大変なことだから、どうにかして自分で毎日歩く方法を考えようと。

それで本当に幾晩も考えたんです、自分で。それには〈ゆうゆうの里〉にはリハビリテーション室があって平行棒がある。だから平行棒のところまで車椅子で行って、それで平行棒で自分で歩く。そうすれば誰かに助けてもらわなくても毎日歩けるじゃないか。「じゃあ平行棒内自立歩行は可能でしょうか」って聞いたのです。そうしたら「それもわからない。やってみましょう」って。そうして一か月ずっとやったら、「折り紙をつけます」と言われたんです。それじゃいいと思って退院して、上田先生からお電話をいただくまではそれをずっとやっていたんです。

ところが、折り紙をつけますと言われた平行棒で転びそうになった。というのは、こうして歩いているうちに、こっち（左）の足がひっくりかえったんですよ。

**上田**　内反（註5）ですね。

**鶴見**　そのときは内反ということを知らないでしょう、私。こちらに来てから初めて教わったんですから。だからどうしてひっくりかえったのかわからない。それで伊豆高原〈ゆうゆうの里〉の職員の福岡克実さんがいち早く見つけて、これは危ないと言ったんです。「あなたは危ないから監視しなきゃダメです。非常に注意深く監視しなきゃダメです」と言われて、それからずっと監視してくれたんです。そういう状態だったんですよ。

ですから、平行棒内歩行にして、杖で歩くことはやめると決めたのは私です。ＰＴの先生が「それはなかなか実用にはなりませんよ」と言われたので、それじゃ毎日の練習は平行棒内歩行にする。それは私が決めたんですけれど、なぜ決めたかというと、危なかったから。危ないことは先生よりも、私のほうがもっと痛感したんじゃないでしょうか。

**上田**　それはそうでしょうね。

**鶴見**　それが内反が原因だということは知らされなかったんです。先生方に診ていただいて本当にその原因がわかって、そしてこの装具（両側支柱付短下肢装具（註6））で歩き始めたときに、これならできるって、やっと自信がもてたんです。

## 伊豆高原〈ゆうゆうの里〉に移るまで

**上田**　神奈川県のリハビリテーション専門病院のあと、〈ゆうゆうの里〉を選んだというのはどういうお考えだったんですか。

**鶴見**　最初、大塚の病院で、主治医が神経内科医でリハビリテーション科の加勢田美恵子先生という大変鋭い、はっきりものをおっしゃる女の先生だったの。これは頭のいい人だなと思ったんですけれども、ＭＲＩの検査を見せてくださって、「ごらんなさい。あなたはこの運動神経の数千という束が壊れました。そのまわりには数百の神経しかありません。今の医学にこの数千の束を修復する技術はありません。したがって数千の神経の束を数百の束で代替していく、それをリハビリテーションでやるより仕方がない。ですからこれは完全に治るということはありません。しかし、ごらんなさい。言語を司る神経と認識を司る神経は二十歳のままですよ。あなたのからだは七十七歳だけれども、これは二十歳のままです。完全に残っています。だから仕事はできます。だから仕事をなさい」って、そのときとっても励ましてくださったんですよ。

何ができるできないということをはっきりおっしゃってくださったから、それで弟の俊輔が、仕事ができるなら仕事中心の場所を考えようと。病院みたいなところはダメだから、仕事のできるところというので伊豆高原〈ゆうゆうの里〉を選んでくれたんです。たまたま私の従弟がおりまして、そこが大変いいと言ってくれたので。そこでは車椅子生活でした。

仕事をすることが中心だったんです。ただ、歩かないで仕事をする。そこがおかしいんですけれど、歩くことはあきらめて、車椅子の生活をして仕事をする。そういう計画だったんです、最初は。

**上田** なるほど。練馬区関町のご自宅に帰ることはもう全然考えていらっしゃらない？

**鶴見** もう初めから考えておりませんでした。というのは、上田先生もおいでくださったように二階建ての日本家屋で、そこに一人で暮らしていました。一人で暮らすことはもう無理ですよ。危ないから。だから初めからできない。よっぽどの改造をしなきゃできませんから、これは無理だということになって。

**上田** それは一つは将来は、俊輔さんのいらっしゃる京都のほうに移るという考えもあったんですね。

**鶴見** 〈ゆうゆうの里〉が将来、京都に新しい〈ゆうゆうの里〉を作るという計画があると聞いたので、京都なら俊輔のところに近いし、まず伊豆高原に行って、ゆくゆくは京都に移りたいと思っておりました。

**上田** 今度はこの病院からまっすぐ京都のほうに移られるわけですね。

**鶴見** 京都の宇治に。

**上田** 宇治ですか。いいところですね。宇治の平等院をついこの間、生まれて初めて見てきました。

**鶴見**　そうですか。宇治の平等院の近くです。

註1：大岡　信（一九三一〜）。詩人、評論家。東京芸術大学客員教授。明治大学教授。一九七九年より朝日新聞で『折々のうた』を連載（二〇〇七年三月、六七六二回目で終了）。菊池寛賞など受賞多数。

註2：河合隼雄（一九二八〜二〇〇七）。臨床心理学者。ユング派心理療法家。京都大学教育学部助教授、日本臨床心理学会理事長、文化庁長官等を歴任。箱庭療法を日本へ紹介し、日本箱庭療法学会の設立に携わる。『昔話と日本人の心』など著書多数。

註3：上田　敏『リハビリテーション―新しい生き方を創る医学』講談社ブルーバックス、一九九六年

註4：（財）日本老人福祉財団が設置・運営するケア付き有料老人ホームで、一九九八年一月現在、伊豆高原、京都をはじめ全国に七か所ある。

註5：足の裏が内側に向かうように反ってしまうこと。また、「内反尖足」とはそれに加えて足先が下を向いてしまうこと。いずれも脳卒中のときに起こりやすく、立位保持や歩行を困難、危険、あるいは不可能にするが、適切な装具によって矯正することができる。

註6：靴にジュラルミン製の支柱を両側から立て、足継手（足関節にあたる部分）を後方制動（軸の後方にストッパーがある）にすることで、尖足（足先が下を向いて床にひっかかること）を防ぎ、歩行を安定化する。内反が強ければT-ストラップという部品を加えることでそれも矯正でき、歩行を安定かつ安全にする。

［資料］

## 鶴見さんのリハビリテーションを通して考えたこと

上田　敏

鶴見和子さんとは不思議なご縁である。私がリハビリテーション医学（という当時は海のものとも山のものとも知れないもの）に、のめり込むような興味をもって一九六〇年に浴風会病院で外国の本だけをたよりに手探りで始めた頃、そして一九六四年にニューヨーク大学に留学するよりは前までのことであるから、今から三十七、八年前ということになる。その時お父様の鶴見祐輔先生が脳梗塞で右片麻痺と失語症になられて、当時私が所属していた東大病院沖中内科（現第三内科）に入院され、やがて退院されてご自宅でのリハビリテーションの指導ということで関町のお宅に何回か伺い、そこで鶴見和子さんにも、俊輔さんにもお会いしたのである。当時お二人とも既に有名人で、新聞や雑誌で書かれたものを拝見していたので、単に医師対患者さんの家族というだけの関係でなく、種々のお話を興味深くうかがうことができた。

お父様のリハビリテーションの成績は、私の未熟さもあり、当時の日本でのリハビリテーション全般の未成熟もあって、残念なことに思ったほどの成果が上げられずに終わったが、このような残念さがその後の私の、よりよいリハビリテーションの探求への原動力になったことも確かである。

その後三十数年、その間、私は東京大学病院にリハビリテーション部をつくり育てることを中心に「日本のリハビリテーション」というものを建設するための学問上の努力に、また一般に誤解されている「リハビリ」というものの本当の意味や根底に横たわる思想を知ってもらうための啓蒙活動にと忙しい日々を過ごしてきた。そうして東大を定年退官して帝京大学に移ってからしばらくたった昨年末近く、思いがけなく鶴見和子さんから歌集『回生』が届いたのである。

『回生』を拝見すると、急にやまいに倒れ障害をもつ身になる、そしてやがてそこから立ち直るという、これまで私が多くの患者さんで外側から見てきたプロセスが、正に内側から、しかも短歌というジャンルの特性を生かしてリアルタイムに記録され「歌われ」ているではないか。リハビリテーションの基礎理論の一つの要《かなめ》である「障害論」で、私は古くから生活上の不自由や社会的な不利などの客観的な障害だけでなく、それらが患者の（そしてまた家族や友人の）心の中に惹き起す喪失感をも障害（主観的障害、「体験としての障害」）としてとらえ、我々リハビリテーション従事者はそこからの脱却をも助けるべきだと主張してきたが、正にそれを裏付ける貴重な資料だと思われた。

それだけではない。リハビリテーションは障害（というマイナス）を減らすことばかりを目指すのではなく、むしろ残された、また隠れてはいるが開発可能な機能や能力（というプラス）を引き出し増大させることに力点をおく「プラスの医学」である。そのためには「機能回復訓練」（ふつうこれだけが「リハビリ」だと誤解されているが）ではなく、障害による実生活上の様々な困難をうまく乗り越えて困難を困難でなくしていく技能（コーピング・スキルズ）の学習が大事である。そしてそれには同時に心の中にある障害をうまく乗り越えてそれに負けないようにしていく心の（あるいは魂の）技能（心理的コーピング・スキルズ）の獲得が必ず伴っていなければならない。

私たちは「機能回復訓練」にとどまりがちな、本来の精神を失って形骸化した旧来のリハビリテーションから脱却して、初心に戻って再出発する必要を痛感し、それを「目標指向的リハビリテーション・プログラム」と名付けて、その一層の深化と普及に努めているが、その重要なポイントの一つがこのコーピング・スキルズである。

『回生』を通してみる鶴見さんは、残念ながら私たちの目からみて理想的とはいいがたい、「古い」リハビリテーションを受け、実生活上のコーピング・スキルズの開発はいま一つという状況にありながら、心のもち方としての心理的コーピング・スキルズは十分に発揮しておられることに私はおどろいた。しかも短歌がそのための有力な手段になっていることにも感銘を受けた。誰にでもできることでないことは確かだが、少なくとも鶴見さんの場合には「短歌療法」ともいうべき、作歌過程での自己洞察が、心理的コーピング・スキルズの獲得に大きく役立っているのである。

その後機会を得て、私たちのプログラムでのリハビリテーションを鶴見さんに受けていただき、歩行をはじめ実生活上のコーピング・スキルズをかなり高めるという成果を挙げることができたが、その場合も鶴見さんは、自己決定権を行使し、必ず納得してから訓練を行うという、私たちの考える「インフォームド・コオペレーション」の理念からみて模範生といってもいい患者さんであった。このような主体性をもった患者さんが自分自身をリハビリテートする（人間らしく生きる権利を回復する）のを助けるというのが、私たちの理想なのである。

（コレクション鶴見和子曼荼羅 Ⅷ 歌の巻、月報2号、一九九七年、藤原書店より再録）

# 第三章　本当のリハビリテーションに出会って（一）

**上田**　鶴見さんから『回生』をいただいて、拝見していて、もう少しできることがあるんじゃないのかなあという感じを私はもったわけです。それでお礼と同時に、その年出した『リハビリテーション―新しい生き方を創る医学』（講談社ブルーバックス）をお送りしました。その後お手紙をいただいて、それへのお返事として、たしかかなり詳しい質問表のようなものをお送りしたと思います。

「手はどの程度動きますか」「足はどの程度動きますか」とか、「今の日常生活はどれが自分でできて、どういう点は人の助けを借りなければいけませんか」とかいう、かなり詳しいアンケートみたいな質問をお送りした。本は関町のほうに差し上げたんですが、お返事は伊豆高原〈ゆうゆうの里〉から来ました。アンケート的な手紙へのお返事は電話でいただきました。それをうかがったら、これはまだまだよくなる余地があると思いましたね。

それから電話でお話したり、手紙でやり取りしたりしまして、まずどこで拝見（診察）するか。私ははじめ、東京のホテルにでも泊まっていただいて、そこに私が伺って拝見しましょうかというようなことを申し上げたんですが、ホテルといえども、車椅子で例えば夜中に一人でトイレに行くことができるような、便利にできているところはないとおっしゃった。そううかがって実は自立心の強さに改めて感心したのですが、結局、短期的にまず試験入院ということで入院していただき、そこで拝見することにしようということで、大川先生がリハビリテーションを指導していらっしゃる病院に入っていただくことにしました。

入院のその日に大川先生に待機していただいて、拝見して、リハビリテーションをすぐに開始して、それを私が詳しく聞いて、私自身は一週間後ぐらい後に拝見したと思うんです。

そういう話の段取りできたわけですが、最初に私から、もう少しやれることがあるというようなことをお聞きになったときには、どのようにお感じになりました？

## 安全圏から出ることの戸惑い、そして啓示

**鶴見** それより前に、なぜ先生のご本を読んでいたかというと、リハビリテーション病院に六か月入っております間に、作業療法士の先生にいろいろリハビリテーションについて質問したんです。というのは、リハビリテーションと社会学はかなり関係があるんじゃないかと思いましたので、質問しましたら、それではこの本を読みなさいといって、上田先生の、前にお書きになりました『リハビリテーションの思想』（註1）という本を貸してく

ださったんです。それを早速読んだら、

我がことと引き比べつつ胸に落ちぬ上田敏《さとし》の
『リハビリテーションの思想』

という歌ができたんです。その歌を『回生』の中に入れましたので――それはずっと後のことですけれど、それで先生にお贈りしたんです。それがご縁でございました。

それで、診てあげようとおっしゃったとき、実は私はいささかの戸惑いがあったんです。

**上田**　そうでしょう。

**鶴見**　というのは、もう歩けないということがわかったと思っていたんです。そして車椅子の生活を伊豆高原〈ゆうゆうの里〉でしておりまして、それは安全な暮らしだったんですね。車椅子に乗っているかぎり、私は転ぶことがない。だから安全な暮らしをしていたと自分では思っていたんです。このままでいくと思っていたんです。そのときに先生が「診てあげよう」とおっしゃったことは、大変にありがたいことではあるけれども、これは冒険である。つまりステップアップすることですよね。この安全圏から出ていくことになるかもしれない。

それで戸惑いがあったんですけれど、でも日本のリハビリテーションの草分けの上田先生がそうおっしゃってくださった。先生のご本を読んでいましたからね。それでは、できることとかできないことかわからないけれども、診てあげようとおっしゃるんだから、診察だけしていただこうと、そういう気持ちで、ホテルじゃなくて、ご指定の病院に伺いますというふうにお返事申し上げたんです。

それで病院に着きましたとき、最初の日は大川先生がリハビリテーション室でお待ちくださっていて、作業療法士主任の中村茂美さんと理学療法士主任の関口春美さんがご一緒にいらしたんです。

そこで最初に大川先生が、私が見たこともないような大きなウォーカーケイン（註2）をお持ちになって、「これで歩いてごらん」っておっしゃったんですよ。こんな無茶なことあるかしらと思った。それで私は決然として「歩けませんッ」て言ったんです（笑）。そうしたら大川先生が笑い出されたんです。

でも私は先生に診察していただくためにここへ来たのだからと思い直したら、大川先生は手を組んで立っていらっしゃるのよ。みんなでただ立っているだけでしょう。誰も助けてくれない。しようがないからこの杖でよろよろと踏み出したら、それでも二、三歩歩いたんですね。そうしたら大川先生が「ほら、歩けるじゃありませんか」って。私も本当に驚いた。あのときは本当にレベレーション（啓示）ね。ああいうのをレベレーションって言うんじゃないかしら。

これが私には一つの非常に大事なキッカケでした。というのは、固定観念があるわけ。私は「観念の人」なの。頭の命令することがすべてだと。

**上田** 人間みんな、そうですよ。

**鶴見** 「歩けない」という情報が頭の中に入っていたから、やってみたら歩けるということは、本当に「神秘の扉」を開いた感じだったのよ。オープン・セサミね。そして翌日から訓練が始まったんです。

そして一週間後に上田先生がおいでになって診察していただいて、それでプログラムを確定していただいたんですね。そういう経緯でございます。

**大川** もちろん歩いていただくときに、最初から何も説明せずに「歩いてください」と言ったわけではございませんで（笑）、おそらくかなりショッキングな出来事でいらしたから、そういう記憶になったんだと思いますけれども。

**鶴見** （笑）そうなの。私ショッキングで、そういうふうに頭に書いてあるのよ。

## なぜ歩けなかったのか、どうして歩けるようになったのか

**大川** 詳しくお話しますと、まずリハビリテーションの進め方というのは、どういう人生をこれから送られるのかが大事だということで、いろいろとご希望をうかがったんです。けれども、今まで六か月もリハビリテーションを受けていらっしゃるわけですよ。ですからリハビリテーションはこういうものだというお考えがある。それなりのきちんとしたところでやっていらっしゃるものですから、もうこれ以上はよくならないだろうというお気持ちがあったもので、いろいろ診察したうえで、もっとよくなるはずだというふうにお話をしても、なかなか納得なさらないんですね。

**鶴見** （笑）

**大川** そこで大事だったことは、まず歩くことはおできになりますよとお話をしましても、「歩いて転んじゃって、寝たきりになって、頭がボケるのが私は怖いから、歩きたくない」とおっしゃったわけです。

**鶴見**　そうです。それは間違っていたんです、今から考えると。

**大川**　そこで先生がお歩きになる前に私は詳しくお話したんですけれど、なぜ転んでボケるのかといったら、転んでもし骨折して、その治療のために寝ている期間があればそれで——私の研究の中心テーマの一つですけれども——廃用症候群（註3）という状態が起きる。それによって筋肉の力が落ちたり、骨が弱くなったり、心臓の機能が落ちたり、それと同時に頭もボケてくる。一方、歩くということは廃用症候群を防ぐためには一番いいことなんですよ、というお話をしたら、「そうなんですか。じゃあ歩くということは大事ですね。歩かないと骨も弱くなるから、骨折もしやすいんですね」ということはまず納得していただいて、「本当に先生が言うとおり歩けるんであれば、まあ試してみましょうかね」という感じで、歩き出されたんであって、そのときはもちろんまわりにちゃんと人はいましたね。

**鶴見**　そうよ。皆さんいらっしゃった。だけどねぇ……。

**大川**　「先生はこの杖をお使いになったことはないでしょう。この杖（ウォーカーケイン）を使われたら大丈夫ですよ」ということと、もう一つは装具を替えたんですよ。それまではプラスチックで作ったシューホーン型装具（註4）というのを使っていらっしゃいましてね。そうではなくて、金属の支柱がついた、今使っていらっしゃる両側支柱付短下肢装具に替えて、その二つを替えて歩き出したということです。

**上田**　そのときには訓練用の、こちらに常備してある支柱付短下肢装具を履いていただいたわけですね。

**大川**　そうなんです。

**上田**　もちろん、その前にちゃんとした体の診察もして、そして専門家から見れば、少なくとも数歩は間違いなく歩けるはずだということを確信したうえで、しかも杖や装具といった歩行補助具を適切なものに替えて、そのうえで「歩いてみてください」と言ったわけです。何もなしに、突然言うわけはない（笑）。

**大川**　もちろんそうです。それに、鶴見先生みたいな方が何の根拠もなしに、こちらがいくらただ歩くようにとだけ強く言っても、きっと歩いていただけなかったと思います。

**鶴見**　だって、歩けないとずっと……。もう一年余りの経過ですもの。

**大川**　そうですね。歩けるはずがないと思っていらした理由のあと一つは、それまでは平行棒の中での歩行訓練をやっていらしたんですけれども、だんだん歩きにくくなってきていらした。それをもっとよくなると逆方向のことを言われると、やっぱり戸惑われたんでしょう。

**上田**　それは驚かれるでしょうね。

**鶴見**　私が決然として「歩けませんッ」と言ったら、大川先生が笑い出されたのは覚えている。診察したうえで、「歩いてごらんなさい。私たちが見ていますから。そのうえで考えましょう」と。新しい世界が、あのときにパッと開けたのよ。

私は歩けないと言われただけでないのよ。自分の感覚で歩けないということが非常にはっきりしていた。なぜ私が歩けなかったかというと、まず装具の問題があったわけで、「あなたは外を歩くことはできません。家の中だけしか歩けませんから、これでいいんです」と言われて、プラスチックの装具を作った。これはリハビリテーション専門病院に行く前の病院で作ったものです。それで歩行練習をやっていたんですよ。そうしますとね、とっても怖いんです。もういつひっくりかえるかわからない。実際に病室で一度へたり込んだことがあるんです。それはなぜかという原因が自分に全然わからなかった。教えていただくこともなかった。

こちらの病院に来て初めて「内反」という言葉を知ったんです。あなたの足はこういうふうに内反しているんです。だから踵とつま先の外側のみをつけて歩く。だから安定して歩けないような形になっているんですよ、ということを初めて教えていただいたんです。

それを矯正するためには、この装具が必要なんです。金属製の支柱の付いた短下肢装具が必要なんですよと。それで初めて納得したんです。

今でも内反は傾向としてありますけれど、装具を付けることによって、だんだんに矯正されています。

## 質問しても「病気特有の現象です」と言われては……

**鶴見**　今までの病院では、なぜ歩けないのかという理由をはっきり教えていただかなかった。だからもし私がこの病院に来ていなかったら、今頃は立ち上がることさえできなかったでしょう。もう内反が強くなって、立ち上がることも危険でした。ですからもう寝たきりになっていたと思います。そうすれば頭がボケちゃっていた。そのことに私が無知であったことが一番大きな問題であったと思いますね。

**大川**　無知だとおっしゃいますけれども、こちらにお見えになるまでも、「どうして私は歩けないんでしょうか」とか、「どうしてこういう手の形になるんでしょうか」と、いろんなご質問をいろんなところでなさっているわけですね。

**鶴見**　そう。だけどそうすると、「これはこの病気特有の後遺症です」と。この病気特有だったら、この病気になっちゃった以上、どうしようもないわね。それが一つのお答えでした。

それからもう一つは、私が歩けないのは「腰がふらついているからです」と言われたんです。腰はかなり踊りで鍛えたつもりなんだけれど、病気になってふらつくようになったんだなあと思っていました。足が変形している、それをどうかすることができるという、そんなことは全然今まで言われたことはないんです。

**上田**　それが今のリハビリテーションの側の非常に大きな問題なんです。鶴見さんご自身がいけなかったというんじゃなくて、鶴見さんとしては質問もし、いろいろご自分でも考えていたのに、それにちゃんと専門家が答えていなかったということです。

**鶴見**　「特有な」って言われたら、どうするんですか。

**上田**　「特有な」と言われたらどうしようもないですね。初めからあきらめてかかっていることになります。これはリハビリテーションの精神とはまったく反することで、私たちは簡単にはあきらめません。今まで他の科でダメだと言われた人でも、あきらめずにやってなんとかするというのがリハビリテーションの精神ですから、決してそんなことは言わないはずなんですが、古い医学の考えが残っているということで非常に残念ですね。

## 着物を着る人生を取り戻す

**上田**　もう一つ、先ほどのお話で非常に問題なのは、あなたは外を歩くことはないからプラスチック装具でいいんですよというふうに、鶴見さんとご相談もしないで、鶴見さんの今後の生き方を決めていたことですね。それは非常に大きな間違いで、正しいリハビリテーションの考え方というのは、これからどういう人生を創るのか――それこそ新しい人生を創っていくわけですから、それをご一緒に考えることです。

患者さんご本人の人生なんだから、よく相談して、今までどういう人生を送ってこられたかをよく知って、なるべくその延長線上で新しい生活ができるようにというふうに考えるのが本当なわけですね。まさに「回生」だと言ってもいいわけです。

鶴見さんの場合、それを一番よく示す例は、大川先生が初診のときにもう「将来、着物を着るんだ」ということをちゃんとお話したでしょう。

**鶴見**　私びっくりしたわよ。ええーッて。私はトレーナーを着るのはいやだなあ、着物が着たいなとずっと思っていたけれど、そうおっしゃってくださったので、あれもとっても驚いたんです。

**大川**　先生は国際学会でも着物で講演なさるような方でいらっしゃることは有名でしたからね。ですから「先生、また着物をお召しになって講演できるようになさったらいかがですか」とお話をしましたら、「そんなの着れませんわよ、先生」って（笑）。

**鶴見**　ここに着いたとき、大川先生とやり合ったのよね。大川先生が私、怖かったわよ（笑）。上田先生がいらっしゃる前に、大川先生とやり合ったのよね。大川先生はすごくはっきりしていらっしゃるでしょう。私もすごくはっきりしているから、二人でやり合ったのよ（笑）。

**大川**　「私はもうもんぺに全部替えようと思って、かなりもんぺに替えたんですから」とおっしゃって。

**鶴見**　そうですよ。「もんぺにせむ」という歌もあるんです。

**大川**　「そんなことはなくて、ちゃんと着物をお召しになれますよ」というお話をして。ただ、その場合に問題になるのは、当時は立ったときに股関節がかなり屈曲位拘縮だったんですね（註5）。「今は屈曲位の拘縮がありますが、それを治していきます。しかし今の拘縮のある状態でも、こういうふうにすれば立位がきちんととれます」、それからどうして、こうして……と、いろいろと具体的なやり方をお教えしたら、「ああそうか。じゃあ、もんぺにするのはちょっとやめておくわ」ということになりましたね。

**鶴見** それでここで一度着物を着せていただいて、写真を撮ったんですね。

**大川** そうですね。

**上田** 私が『回生』をいただいて拝見したときに、

**きものすべてもんぺにせむと思い立ちおしゃれ心の少し残れる**

というのを読みまして、これは全部もんぺにされたら大変だと思って、これもすぐお手紙を書いた一つの理由なんです。

**鶴見** そうですか。恐れ入ります。

**上田** だって着物を着るということは、工夫さえすればできないことではないですからね。私は今も申し上げているんですけれども、着物を着て講演にお出なさいと。まだやっていないでしょう。

**鶴見** 講演の申し込みはあるんだけれど……。

**上田** それはぜひやってください。

**鶴見** 私、東京とかそういう人の一杯いるところに行きたくない。だから向こうから来てのインタビューは全部受けているんです。向こうから来てくだされぱいいけれど、私からそういう人混みの中に行くのはいやですね。

**上田**　〈ゆうゆうの里〉から日帰りで行けるようなところだったら、私は講演をぜひなさるべきだと思う。講演のときには今まで着物でなさったんだから、やはり着物でやる。そのときは車椅子だっていいんです。別に歩かなくてもいい。

やはりこれまで着物をずっと着てきた人が、この病気になったから着物をあきらめなくちゃいけないなんてことは全然ないんですよ。それこそ固定観念ですね。

## 「回生の花道」——病気は面白い

**鶴見**　入院した時はちょうど冬ですから冬枯れでしょう。それでこういう歌を作って、先生にまず叱られたんです。

回生の道場とせん冬枯れし田んぼにたてる小さき病院

「道場」という言葉を使ったんです。そうしたら先生が「僕は道場という言葉はきらいです。リハビリテーションはスパルタ教育ではないのです」。それで私が反省したんです。それで歌を作り替えたの。

## 回生の花道とせん冬枯れし田んぼにたてる小さき病院

これは花道だ。花道というのは出があるわけ。花道は車椅子で出るわけにはいかないのよ。大向こうは喜ばないもの。杖をついてでも、歩いて出る。あるいは走って出る。二本の足を使って出なきゃ花道にならないのよ。そうして花道は回生の第一歩であると同時に、引っ込みなのよ。最後まで歩いて揚幕までいきたい。そういう願いを込めて「花道」という言葉を使って「先生、どう？」と言ったら、それならよろしいと。

**上田**　鶴見さんは踊りで国立小劇場のひのき舞台を踏んだ方だから「花道」というのは実にぴったりですね。

**鶴見**　私、今考えていることは、病気は面白い、リハビリテーションは楽しい、そういうふうに今考えている。

**上田**　そうそう。

**鶴見**　実際そうなのよ。だから楽しいのよ。花道なのよ、これは。この病院は私の花道なのよ。この病院は、一見さびしいのよ。ところが、そこにとっても華やかな筋書きが展開した。人生が開けたのよ。

ここは地の利を得ているわよ。散歩道が上がったり下がったり、上がったり下がったりするのがリハビリテーションにとってもいいのね。傾斜があることが。

**上田**　そう。

**大川**　でもお見えになった日に、〈ゆうゆうの里〉も桜が咲くというお話があって、ここにも桜の木があるんですね、あの遊歩道に。ですから、「お帰りになったときは、〈ゆうゆうの里〉の桜の中を歩けるようにしましょうよ、先生」と言ったら、「できるわけがありませんわ」って、こういう感じでしたね（笑）。

**鶴見**　それの歌が『回生』以後の歌の中にあるんだけれど、

**車椅子にていでこし伊豆の隠れ家に杖つき帰る薫風五月**

そういう歌を作ったの。

**上田**　なるほど。

**鶴見**　車椅子で出て、杖をついて帰ったのよ。だから皆さんがとっても驚かれたの。

**大川**　でも一番驚いたのはご自分だと後でおっしゃっていましたね。

**鶴見**　自分よ。本当。これがリハビリテーションの思想の違いなのよ。それがこの鼎談の眼目だと思うんです。そういう先生方のお考えと私の内発的発展論の考え方とを突き合わせてみるととても面白いと思っています。共通するところがあると思うんです、基本的な考え方が。

## 「回生」の「生きる」ということの意味

**上田**　回生ということから話が始まりましたけれども、鶴見さんは先ほど、この本（『回生』）の回生は、命が救われたということだ、本当の「回生元年」はこの病院に入ってからだとおっしゃいましたね。

実は「生」、「生きる」ということには三つのレベルがあるんですね。英語の「life」は一つなんですけれども、それを日本語に訳すとなると、「生」と訳しただけではわかりにくいから、「生命」になるでしょう。その次が「生活」になるでしょう。それから「人生」になるわけです。こういう三つのレベルがあるわけですね。だんだん高くなっていく（註6）。

**鶴見**　なるほどね。

**上田**　もちろん生命がなかったら、生活も人生もありませんが、今までの医学は生命さえ救えばそれでいいじゃないかということだった。しかしそうではなくて、生命は基本として、生活も大事だ、さらに人生も大事だ。リハビリテーションは、生活をまず大事にするところから出発して、さらに狭い意味の「生活」ではなくて、人生を大事にする、新しい人生を創るという考え方になってきたんです。

**鶴見**　人生設計なんですね。

**上田**　そう、人生を設計する。元の人生に戻るのではなくて、方向を違えて新しい人生を創る。「復帰」ではなくて「回生」なんです。さらに言えば、人生を設計するのは、その人生を歩むご本人であって、私たち専門家は、私たちの技術や知識や経験を駆使してそれを援助するんだ、サポートするんだという考えなわけです。

このように考えると、鶴見さんの『回生』の回生は、生命のレベルでの回生だったわけですね。

**鶴見**　そうなんです。

**上田**　先ほどの歩けるようになったというのは、いわば「生活」レベルでの回生です。しかし、私はその話だけで終わるのはいやなんです。歩くということは生活のうえでの大事な技術ですから、私たちは歩くことを非常に重視してやり、歩けるようになっていただいたわけです。しかしそれだけではなくて、やっぱり文筆活動をなさったり、講演をなさったり、テレビに出たりというような、そういう学者としての社会生活。これは「人生」ですね。そういう人生を再建するんだというつもりで私たちは最初からやってきたわけです。着物を着るということをはじめから申し上げたのも鶴見さんの人生の非常に大きな要素だと考えたからなんです。

　ですから私は今日のお話の中で、歩けることだけで満足してはいけないんだと言いたい。歩けたということがまず非常に強く印象づけられたでしょうけれども、さらにその後の人生のあり方を考えたい。着物も社会生活の重要な要素ですね。着物を着る人生、それから着物を着て講演する人生、そこまで私たちは狙っていますので、そこまで実現していただきたいと思っているわけです。

**鶴見**　歩くことが基本になって、それが可能になったんです。

**上田**　そうです。だからまず生命が基本になる。生きていなければ歩くこともできない。それから歩くことができることで、生活の幅がぐっと広がります。それによって人生全体が広がりますね。そういうふうにみんなつながっているわけです。

**鶴見**　だから回生にも段階があるわけですね。

**上田**　段階があるんです。

## 「プラスを見る」ことの大事さ

**大川**　先ほどの歌の中で「障害者として」というのがございましたでしょう。それについて二、三か月入院なさった後にお話しましたら、あの頃は障害者だという気持ちが非常に強かった、マイナスのほうばかり見ていた。でも今は、歩けるようになったりとか、リンゴをむけるようになったりとか、プラスを見るようになったと……。

**鶴見**　リンゴをむけるのが最初。

**大川**　「結局いろんなことができるようになったあとで考えると、障害はもっているんだけれども、障害があるからとマイナス面だけ考えるんではなくて、プラスの面がもっとある。むしろそっちのほうが本物だ。だからあえて障害者と言わずに、もともとの私に障害が加わっただけだというふうに、もっと広い意味で考えられるようになったのよ」というふうにおっしゃったのが非常に印象的だったんです。リハビリテーションが「プラスの医学」であることをまさに実感していただいた。

**上田** それは本当に大事なことですね。

**鶴見** 上田先生のご本の『リハビリテーション―新しい生き方を創る医学』(講談社ブルーバックス)の中でリハビリテーションは「プラスの医学」だということと「障害の受容」ということをおっしゃっている、あれがすごく大事なことだと思うんです。まず受容する。受容して価値の転換をする。つまり価値の転換がここへ来てできた。最初から受容しているみたいなんですけれど、まだあそこ(『回生』)では価値の転換をちゃんとしていないわけ。

**大川** 先生と「居直っていただけだったのかもしれないわね」とお話したんですよ。

**鶴見** そうそう。

**大川** 「体の不自由は残る。でも頭の働きはいいですよ」と言われて、それはそれなりに納得してらした。でも、ほかはダメだ、いいところは頭だけだとしか考えていなかった。でもそうではなくて、もっと広い目で見られるようになったということでした。

**鶴見**　ですから『回生』のあとの、ここへ来てからの歌は、

**手足萎えし身の不自由を梃子にして魂《こころ》自在に飛翔すらしき**

だから身が不自由になると、新しい世界が開けたのよ。それが上田先生のおっしゃる「価値の転換」ということ。つまり社会に対する見る目が違ってきたの。それが上田先生の思想と一つは結びつく点。まだほかにありますけれども。

**上田**　先ほど障害者という自覚をもったのが非常に早くて結構でしたと言いましたが、私は後でまた、しかしそこにとどまっていてはダメなんだという話にもっていくつもりだったんです。自然にそういう話になりましたね。

要するにノーマライゼーションの思想からみれば、普通の社会の中には体の不自由な人もいれば、老人もいる、子供や、赤ん坊もいれば、それらの人をお世話する立場の人もいる。それが当たり前の社会、ノーマルな社会なんだから、自分は障害者であるとか、あの

人は障害者であるとか、そういうことをお互いに意識しないで、背の高い人も低い人も、太った人もやせた人も、いろんな人がいて、しかし人間としてお互いにみんな対等に付き合っているわけですから、それと同じようになるのがリハビリテーションの理想なんですね。マイナスばかり見ないで、プラスを中心に見るようになれば自然にそうなります。

障害をもった人自身もそう思う、まわりの人もそう思う、健常の人もそういう気持ちになる社会というのが一番理想です。ただ、健常の人はなかなか自分のこととしてそういうことに気がつかないから、障害をもった人が率先してそういう気持ちになって、それを広げていく。

だから障害者という自覚から出発するけれども、そのうちにそんな自覚も要らなくなってしまう。普通の人間だ、自分は自分だ、昔と変わらない、続いている自分だ、という気持ちになるのが一番大事なことなんですね。

どうも教訓じみたことを言うのが医者の悪いくせですが（笑）。

註1：上田　敏『リハビリテーションの思想―人間中心の医学を求めて』医学書院、現在は第2版〈増補版〉、二〇

〇四年。

註2：ウォーカーケインとはウォーカー（歩行器）に似た形をした四点支持の杖（ケイン）で、四脚杖に比べてはるかに支持面が広く、多少もたれても倒れることはなく、歩行補助具として優れている。片麻痺が非常に重い場合でも、これと長下肢装具（大腿部中位以下の装具で、尖足を矯正することに加えて、膝を固定し、立位を支持する）とを用いれば、早期から歩行を可能にできる。

註3：廃用症候群とは心身の機能の使い方が不十分であるために起る心身機能全般の低下。詳しくは本書第四章注2（109ページ）参照。

註4：プラスチックで作った「靴べら」（シューホーン）型の装具で、足関節を固定する。軽いという利点はあるが、固定力・矯正力が弱く、固定してしまうための弊害もある。たとえば、両側支持付短下肢装具〈本書第二章註6、62ページ〉ならば、背屈を許すので「しゃがみ姿勢」が可能だが、それができないなどである。特に内反は十分矯正できず、非常に限界がある。

註5：拘縮とは、関節の動きがたとえ外から力を加えて動かそうとしてもスムーズでなくなり、正常な可動域（動く範囲）が制限されること。動かさないために筋内外や関節周囲の結合組織が弾力性を失って固くなるために生じる。ここでは股関節を完全に伸ばすことができないような拘縮が起こったことを言っている。自力でなく、他人の力でそれを動かすこと（関節可動域訓練）で予防・改善ができる。

註6：上田　敏『リハビリテーションを考える―障害者の全人間的復権』青木書店、一九八三年

# 第四章　〈インタビュー〉本当のリハビリテーションとは何か

上田　敏

## リハビリテーションというのは「全人間的復権」

――私がリハビリテーションという言葉に対してもっていたイメージは単純な機能回復とか訓練といったもので、そういう印象が非常に強かったんですが、鶴見さんの取材を始めまして、まったく違うんだということをずいぶんうかがっております。そのへんの違いを少し聞かせていただきたいんですが。

**上田** 「リハビリテーション・イコール・訓練」というのは最大の誤解でして、私たちはそれで非常に迷惑しているわけです。

リハビリテーションという言葉の本来の意味は、「権利の回復」ということなんですね。最近新聞などで「復権」という言葉がよく使われますが、あれを英字新聞なりタイムのような雑誌で見ると、「リハビリテーション」という言葉を使っているわけです。ですから本当は日常語なんですね。権利の回復、地位の回復、名誉の回復、無罪の罪の取消、犯罪者の更生など、いろいろな意味で使われています。ニクソンが政界に復帰したときに、タイムの表紙に大きく「ニクソンのリハビリテーション」と出ました。そういうふうに「政界復帰」という意味で使われたりするわけです。リハビリテーションに本来「訓練」という意味があるわけではありません。

ですから私たちはこう考えています。障害をもった人は人間らしく生きることが非常に困難になりますね。しかし人間にはすべて人間らしく生きる権利がある。そういう人間らしく生きる権利を回復するということがリハビリテーションなんだ。縮めて言うと、「全人間的復権」というのがリハビリテーションの本当の意味なんだというふうに――実際そうなんですよね――私たちは主張してきたわけです。したがって訓練というのは、そういう大目的を実現するための一つの手段にすぎない。手段はほかにもたくさんあるものですから、その主要な手段ですらないんだ、ほかにもやるべきことがいろいろとあるんだということなんですね。

鶴見さんの場合を考えてもそうですが、機能回復訓練に重点を置いた今までのリハビリテーションというのは、ともすれば悪いところにばかり目が向いて、手が悪い、足が悪い、だからその手や足を動けるように回復させよう――それが機能回復ですね――ということだけを考えがちになる。しかし人間は――ここが本当に発想の転換をしなければいけないところなんですけれども――人間は誰しも悪いところをもっていると同時に、いいところももっているわけですね。障害者とか患者とかいう言葉を使うと、障害しかもっていない、あるいは病気しかもっていないという、そういうマイナスだけの点で人間を代表して捉えてしまうという、非常に間違ったことになりがちだ――その言葉自体が危険をはらんでいるわけですね。

## プラスを引き出し新しい人生を創る目標指向的アプローチ

**上田** そうではなくて、障害をもっている人というのは、障害をもっているけれども、それ以外にプラスのものをたくさんもっているわけです。今すでに存在しているプラスだけでなく、一見隠れているが、専門技術をもってすれば引き出すことのできるプラスというものもあるわけです。

ですから私たちがしているリハビリテーションというのは、今までの人生をそのまま元へ戻そうとするのでは必ずしもなくて――場合によってはそういうことができる場合もありますし、それは本人にとっては一番気が楽でしょうけれども――、むしろ新しい人生を創る。そのためには隠れているプラス（能力）を総動員して引き出す。マイナスももちろん減らすけれども、それだけではなくて、むしろプラスを増やすことに重点を置く。だから「プラスの医学」だという言い方をするんですが、それによって新しい人生を築いていく。

もちろん新しい人生というのは、その方が今までずっとしてきた長い人生の経験、あるいはその人のライフスタイルや人生観、価値観に沿って、そういうものをなるべく生かしたほうがいい。ですから、鶴見さんの場合だったら、文章を書く、講演をする、それから教育をするとか。そのためには自由に出歩けることが必要で、また鶴見さんは講演でも国際学会でも着物で行かれたわけですから、それもそういうふうに着物でできるようにしようというように、本当のリハビリテーションを考える人はまずそこから考えるわけですよ。

この方にはどういう人生が可能か。もちろん体の状態については、話を聞いたり、診察をしたりしたうえでのことです。しかしそのうえで出発点として考えるのは、この方はどういう人生を生きるのが一番幸せになるのかという大目標です。それが私たちが「目標指向的アプローチ」（註1）と言っているものです。

## 自己決定権の尊重に立ったインフォームド・コオペレーション

**上田**　その目標も一つだけ選んで私たちが押しつけるというのではなくて、今の体の状態、あるいはその方の経歴、置かれている社会環境、その中からみれば、こういう生き方もあります、こういう生き方もあります、こういう生き方もありますと、それをよくご説明して、あなたとしてはこの三つの中だったら何を選びますかと選んでいただく。

これを私たちはインフォームド・コンセントを超えた――インフォームド・コンセントと同じ方向の思想ですけれども、さらにそれを超えた――「インフォームド・コオペレーション」だと言っているわけです。よく説明を受け、納得して選択したうえでの本人と専門家との、情報と目標を共有した持続的な協力であるということです。

というのは、リハビリテーションというのは、専門家がリハビリテートしてあげるものではなくて、リハビリテートとは人間らしく生きる権利を回復するということですから、それは本人の仕事なんですね。

――本人の仕事なんですか。

**上田**　本人の仕事なんです。本人が、自分自身が人間らしく生きる権利を回復するために、それこそ闘わなければいけないわけですね。そして本人が築いていくわけです、新しい人生を。それが自己決定権ということです。実はこれが「人間らしく生きる権利」のうちの一番大事な権利なんです。本当は医療全般についてもそうなのですが、リハビリテーションでは特に自己決定権を尊重しなければなりません。

では私たち専門家の仕事は何かというと、ご本人は生まれて初めての経験ですから、もう何もできない、お先真っ暗だと思っているわけですけれども、そこに将来を見せてあげることです。

あなたにはこういう生き方もできます、こういう生き方もあります、こういう生き方もあります、この三つの中から選べます。選んでくださいという。それはみなご本人にとっては夢みたいな話に聞こえることなんです。鶴見さんの場合の「歩けます」、「着物が着られます」、「講演もできます」というのと同じですね。このように、本人には見えなくなっている将来を見せてあげる、それが専門家の役割です。

目標を選ぶというのをたとえ話で言えば、登る山は一つしかないのではない。あなたはこの山にも登れる、あの山にも登れる、あっちの山にも登れる、全然行く方向も違えば、登るルートも違えば、装備も違ってくるんだから、どの山に登るのかを選んでくださいということです。

## 決してあきらめずに発想を転換していく

——先ほどお話を聞いているときに、「私たちはあきらめない」ということをおっしゃいましたが、その真意はどんなところに？

**上田**　例えば、鶴見さんの場合とは違いますが、鶴見さんのお父様のように、脳卒中で右手右足が不自由になったとしますね。そうすると、今まで字を右手で書いていた方は（たいがいの人はそうですけれども）、字が書けなくなってしまいますね。そうすると、ご本人も、まわりの人も、それからリハビリテーション以外の一般の医者も、右手を訓練して回復させて、字が書けるところまでもっていくほかないと考えますね。

軽い場合だったら、訓練すればそこまでいける場合もあります。それは決してはじめからあきらめるわけではありませんが、しかし手というのは非常に複雑で高度な働きをするものですから、脳が壊れて、完全に字が書けるようにまで回復する人は非常に少ないんですよ。ではそこであきらめるか。そこであきらめたら、文筆家も学校の先生も事務屋さんもみんな困っちゃうわけです。仕事に戻れないことになるでしょう。

だけどそこは簡単なんです。頭を切り換えれば、左手で字を書けばいいわけです。左手というのは使っていないから書けないだけ、子供のときに書く練習をしなかったから書けないだけの話で、潜在能力としては、字を書くなんてことは簡単なんです。そういう潜在能力はあるんですね。

もちろん簡単といっても物には順序があります。システマティックな指導をして字を書く練習をすることが必要です。しかしそういう練習をしますと、三か月できれいな字が書けるようになる。もっとも、きれいというのは、もともときれいな字だった人の話でして、もともと適当な字が書けていた人は、左手で書いても適当な字なんです（笑）。ですけどほとんど同じような字でちゃんと役に立つ字が書けるようになるんです。ですから、悪い手を治すことを何年たってもあきらめない、というのとはまったく違います。あきらめずに発想を転換していくということです。

私の経験としてはリハビリテーションをして、左手で字を書いて事務職に復帰した人は数えきれないぐらいいますし、学校の先生で、黒板に字を書くことを練習して、高校の物理の先生としてちゃんと復職して、定年まで十年以上勤めあげた方もいらっしゃいます。

だから右手が利かなければ字が書けないという固定観念は間違いで、字は左手でも書ける。口にくわえてだって書ける。足で書くことだってできるというふうに、人間には隠れたプラスが備わっているから、一つダメであってもあきらめない。

——一つダメになってもあきらめない。

**上田**　では左手で字が書ければ、すんなりと復職できるかというと、そうでもないんですよ。やっぱり世の中にはいろんな固定観念や偏見がありまして、先ほどの学校の先生の場合などは今から二十年以上も前だから、時代が非常に早すぎたということもありますが、復職にあたっては、私自身が教育委員会と非常な折衝を繰り返して、説得をして、それでやっと普通の先生の三分の一の授業時間数で半年だけ試験的に復帰させてみましょうというところにこぎつけるまでが大変でした。そこであきらめてしまっていればそこで終わりだったんです。黒板に字を書く練習をいくらしたって、それがすぐ簡単に復職につながるものではない。復職を実現したのは、私が教育委員会と折衝を繰り返したということが一つ。あとは本人が頑張って、試しにといって復帰したところで十分能力を発揮してみせましたから、それで半年たったら文句なしで継続できて、十一年間続けられたんですね。

このように本当のリハビリテーションというのはあきらめませんし、患者さんにあきらめろとは決して言いません。あくまでねばる。ある意味ではとても「しつこい医学」なんです（笑）。

——人間には、手の問題も含めてさまざまな障害が考えられると思いますが、どんな人間にも可能性があると？

**上田**　ええ、そういうことですね。例えば、今の話でも復職ということがいろんな事情で成功しなかったかもしれない。それから今、高齢者が増えてきていますから、仕事に戻ることがなにも唯一の目標ではない。病気になる前にもともと仕事をやめていた方もいれば、ちょうど病気と定年の時期が重なっちゃう人もいる。そういうときだって、今は高齢化社会で、退職してからの平均余命で二十年は楽にあるわけです。その二十年をどうやって生きるかということは、健常者であろうと障害者であろうと、共通した課題なんです。日本人のみんなにとって、長寿社会をいかに有意義に生きるかということが課題なんですね。非常に大きな課題。

　そうすると、例えば趣味というものがあります。日本人は趣味が少ないと言われていますが、実は日本の国ぐらい多様な趣味が存在している国も少ないんですね。日本古来の、例えば短歌がそうでしょう。俳句がそうでしょう。これはそれこそ頭さえあれば、しゃべれさえすればできる趣味ですね。それから勝負事だって、碁もあれば将棋もある、それに外国から入ってきたチェスもあればオセロもあるでしょう。盆栽もあればハーブを育てることもある。ガーデニングも今はやりです。スポーツだって日本古来のものから外国から入ってきたものまで、みんなあるわけです。ペットだって生きがいになる。

そういう趣味の中で、障害の程度に応じて、種類に応じて、また本人の潜在的な能力とか、今までやってきたことに応じてできる趣味を開発する。それによって、障害をもっても二十年は生きられるわけですから、障害がない人が定年のあと二十年生きる課題とまったく同じ課題なんです、これは。趣味でいかに心豊かな人生を築くかということ。これはむしろ障害をもった人は、私たち専門家が一生懸命一緒に考えてあげられますからいいですが、障害のない人のほうは誰も考えてくれないから不幸かもしれませんよ（笑）。

## 目標指向的リハビリテーション・プログラムとは

――鶴見さんはこの病院で先生たちが開発された目標指向的リハビリテーション・プログラムを受けて、以前受けたリハビリテーションではできなかったことがたくさんできるようになったわけですが、一番大きな違いはどこにあるのでしょうか。

**上田**　目標指向的リハビリテーション・プログラムとは、先にお話した目標指向的アプローチを具体化したプログラムです。はじめは「積極的」ということばを入れていましたが、積極的というとすぐ「スパルタ的」にきびしく、はげしくやるんだと誤解される。特に私たちは心身を使わないことの害である廃用症候群（註2）が寝たきりを起こす元凶だというようなことを強調しているものだから、何でもいいからきびしく動かせるのだろうと思われる。とんでもない誤解です。今までのリハビリテーション・プログラムが消極的で運動量が少なく、廃用症候群を防ぎきれていなかったことは事実ですが、その逆にむやみに動かせば過用症候（註3）という逆方向の害を起こします。

そもそも私たち（上田・大川）が以前使った「積極的」とは、プラスの医学であるリハビリテーションにふさわしく、一人ひとりについて隠れているプラスを探して見つけ出してそれを伸ばす、そして目標指向的アプローチにふさわしく、一人ひとりについて最も適したリハビリテーションのやり方を個別に探求し工夫していくという、患者さんご本人とリハビリテーション従事者のほうの積極的な姿勢のことを言っていたのです。

具体的には、すべてのプログラムは実際にＱＯＬ（人生の質）（註4）を向上させることに直結するのでなければ意味はないという基本的な立場から、これまでのやり方を全部再検討して新しいやり方を打ち出しています。例えば鶴見さんのお話にも出てきますが（第五章）、訓練は訓練室ではなく基本的に病室という生活の場で、実際の時間帯に、生活に直結して行う、理学療法士（PT）、作業療法士（OT）などがバラバラでなく、本当のチームワーク（私たちはこれを分業でなく協業と言っていますが）で、いわば総あたりで患者さんにあたる、訓練も「少量頻回訓練」を基本として、疲れる（過用を起こす）ことを防ぐため、一回一回は短時間だが、一日に何回も繰り返して行う、等々です。

これは脳卒中だけに取り組んでいたら出てこなかったことかもしれません。私たち（上田・大川）は脳卒中のリハビリテーションと並行して、進行性の筋肉の病気で、廃用と過用の両方を起こしやすい筋ジストロフィーであるとか、関節の病気で、関節を動かすと痛みがある、しかし動かさないと廃用症候群が起こるという関節リウマチであるとか、ジレンマに満ちた多くの病気のリハビリテーションに取り組んできました。

特に大きな意義があったのは癌、白血病などの悪性腫瘍、また多臓器不全などのように、生命の危険もあり、全身の体力が著しく低下していて、はっきりした麻痺などの運動障害はなくてもすぐ疲労してしまうためにＡＤＬ（日常生活行為）（註5）ができないでいるといった状態（これを私たちは「ハイリスク・体力消耗状態」と名付けましたが）にもそれまでの気晴らし的なものではなく、本当の意味でのリハビリテーションが可能だという発見です。

さし迫った死の直前までの短期間に患者や家族のＱＯＬを最高に向上させるにはどうするべきかは大命題で、これで目標指向的アプローチの考えが深まりました。これこそスパルタ式訓練とはまったく対極にあるもので、身体負担を軽減するＡＤＬのしかたを指導し、適切な補助具を与え、少量頻回の原則を徹底させて病棟でリハビリテーションを行いました。これによって、癌の末期に近い人たちのＡＤＬやＱＯＬを向上させることができました（註６）。

その人たちのリハビリテーションで開発したプログラムのおかげで脳卒中のプログラムをも革新することができたということです。

病棟での訓練とか少量頻回訓練だけでなく、入院中自宅への週末外泊を訓練として位置づけて十分に指導をして繰り返すとか、入院自体はできるかぎり短期間にして早く自宅に帰り、そのかわり外来リハビリテーションを重視するとか、いろいろ工夫を重ねて作ってきた特徴がこのプログラムにはあります。

外来リハビリテーションというと、頻繁に病院に来させて体操のような訓練をするのかと誤解されますが、まったく違って、家や社会での生活内容をどのように拡大充実させていくかを一緒に考えるということが中心です（註7）。こういうプログラムが古いプログラムに比べ明らかに効果が高いということも種々実証的に研究して発表してきています（註8）。こういう積み上げがあったから、鶴見さんにも自信をもってぜひいらっしゃいと申し上げられたのです。

## 読者の皆さんに

——なるほど。最後になりますが、先生が医師として、人間の可能性について皆さんを勇気づけるようなことをぜひ言っていただきたいんですが。

**上田**　これは私はそう安易なことは言いたくないんです。自分のマイナスだけを見ないで、プラスを探し、プラスを伸ばしなさい。プラスの可能性は発見できると言うことはできる。それは絶対にあきらめる必要はない。そこまでは言えますよ。ですけどそれを全部一人でやろうとするな、そのために専門家がいるんだということです。まだ数は少ない。それからリハビリテーションのやり方にしても、いろいろ違った考え方があって、かえってあまり助けにならないような場合もある。あるけれども、しかしそこもあきらめないで、よりよい専門家のアドバイスを求めてほしいということですね。

あきらめるな、あきらめるな、だけどそれは精神論的に、なんでもあきらめずに自分で頑張ればいいというものではない。自分で頑張って道が開けるのには限度がある。専門家というのはたくさんの経験や知識をもっていますから、もっと先が見えるし、より有効に援助することができるから、専門家に相談してほしい。しかし、どうもこの専門家はダメだと思ったら早く見切りをつけて、別のよりよい専門家を探してほしいということですね。

——どうもありがとうございました。

註1：目標指向的アプローチについては、上田　敏『リハビリテーション医学の世界―その本質、その展開、そしてエトス』（三輪書店、一九九二年）に詳しい。上田　敏『目でみるリハビリテーション医学（第二版）』（東京大学出版会、一九九四年）にも具体的な説明がある。

註2：廃用症候群（生活不活発病ともいう）とは心身の機能を適切に用いないこと（廃用）によってそれらが衰えることで、普通に考えられているよりもはるかに速やかに、また著しい程度のものが起こる。廃用症候群は、はじめに

わずかな病気やケガがきっかけとなった生活全体の不活発化によって起こり、「廃用と安静との悪循環」（生活機能〈生命・生活・人生〉のすべてをまきこむので「生活機能低下の悪循環」ともいう）によってますます悪化する。廃用症候群の予防は健康な高齢化社会を作るための必須の条件である。前記『リハビリテーション医学の世界』、『目でみるリハビリテーション医学（第二版）』また、上田　敏「リハビリテーション―新しい生き方を創る医学」（講談社ブルーバックス、一九九六年）、大川弥生「新しいリハビリテーション―人間『復権』への挑戦」（講談社現代新書、二〇〇四年）に詳しい。

註3：過用症候とは「使いすぎ」、「働かせすぎ」による機能の低下で、過用性筋力低下、過用性体力消耗などのほか、あらゆる機能に起こる。疾患や廃用症候群によって機能が低下しているほど過用症候は起こりやすいため、廃用症候群と過用症候の両方を防ぐにはどうしたらよいかというジレンマが起こる。これを解決したのが「少量頻回訓練」である（第五章）。これについても前記二書に詳しい。

註4：quality of lifeの略で、「生命の質」、「生活の質」とも訳されるが、リハビリテーションでは、社会生活を重視するだけでなく、今後の一生にわたる生き方を重視するため「人生の質」と訳す。ＩＣＦ（国際生活機能分類、ＷＨＯ、２００１）の考え方に立てば、「人が生きることの全体像」である「生活機能」（Functioning）が生命・生活・人生の三者を包括した概念であるため、「ＱＯＬ向上」よりも「生活機能向上」という方がより正確である。

註5：activities of daily livingの略で、歩行、食事、整容、更衣（着衣と脱衣）、用便、入浴などの日常だれもが行う基本的な行為。

註6：ハイリスク・体力消耗状態のリハビリテーションについては、大川弥生、上田　敏「重症ハイリスク疾患による全身体力消耗状態のリハビリテーション」（『総合リハ』一七巻、三三〇～三三六頁、一九八九年）および前記四書を参照。

註7：外来リハビリテーションについては、大川弥生、上田　敏「外来リハビリテーションの現状と問題点」（『総合

リハ』二〇巻、一二二九～一二三三頁、一九九二年）および前記四書を参照。

註8：目標指向的リハビリテーション・プログラムの効果については、大川弥生、木村伸也、上田　敏「脳卒中患者の早期ＡＤＬ自立・早期社会復帰を目指す積極的リハビリテーション・プログラム」（『総合リハ』一八巻、九四五～九五三頁、一九九〇年）および前記四書を参照。

# 第五章　本当のリハビリテーションに出会って（二）

**上田**　さて、この病院に入ってこられて、大川先生と出会って、私も拝見したというところまでお話しましたが、その前後のお話がまだもう少しありますね。

**大川**　まず入院前にしたことでお話しておきたいことがあります。鶴見先生には二週間程度、まず検査入院という形で、将来的にリハビリテーションをやる意味があるのかどうかを見て、効果があるようであればそのまま入院を延長しましょうということで最初入っていただきました。入院なさる前に、電話で入院のときにこれだけのものは持ってきていただきたいというお話をしました。

## 写真をたくさん持ってきていただいた

**大川**　これまでどういう生活をなさっていたのかを知ることはリハビリテーションのプログラムを立てるうえで不可欠と考えています。それは病気の前と、それから脳卒中をなさってから今度こちらに入院なさるまでの間、両方含めてなんですけれども……。それがわかるようなものを持ってきていただきたいので、まず一つはいろんな写真を拝見したいということ、それから今生活していらっしゃる、それから今後生活なさる〈ゆうゆうの里〉の見取り図を持ってきていただきたいということをお願いしたんです。もちろんそれまでの経過を思い出せるところは詳しく書いてきていただきたいというお話をして、持ってきていただいたという経過があります。

**上田**　写真はどっさり送っていただきましたね。

**大川**　ええ。素晴らしい写真を事前にたくさん送っていただいたのでたいそう助かったんです。それから先生がお書きになったご本も。

**上田**　写真は私も拝見しました。そうするといろんな学会とか講演会とかに和服で出ていらっしゃる。そうするとこれが目標の一つだというふうにこちらとしては考えるわけです。

**大川**　詳しく写真やご本を送っていただけたのは、写真をお願いした際に、着物をお召しになっていたはずですから、どういう着物をお召しになっていたか、どういうときに着ていらっしゃるのかもうかがいたいとお話したから、こちらの意を汲んで協力していただいたと思います。

**上田**　本も雑誌の記事なども送っていただいた。

**大川**　ええ。それを拝見すると、私がもともと思っていた以上にとてもおしゃれでいらした。でも私、正直申しまして、こちらで初めて拝見したときに少々びっくりしましたの。

先生がトレーナーか、トレーナーに近いようなセーターをお召しになっていたんですね。

**鶴見** だって病院ではああいうすごい格好で、もう私生きた心地がしなかった（笑）。

**大川** すごい格好ですね、今から思えば。私がそれまで病前の鶴見先生ということで存じ上げていた姿とはかなり違っていらしたものでびっくりしまして、そういうお話をしましたよね。

**鶴見** （笑）そう。

**上田** 一週間後に私が拝見したときには、もうそうでもなかったですね。やっぱり少し直されたんですか。

**鶴見** 反省したみたいよ（笑）。

**大川** ましていわんや、今の姿とは全然違うという感じですね。

**鶴見** 今だって、まだだらしがないと思っているんだけれども（笑）。

**大川** 先生はしゃれっけが最近は元通りになっていらっしゃったということですね。先生の教え子であったテレビマンユニオンの長澤さんにうかがいましたが、彼女も先生とこの病院で初めてお会いになったときには、あの鶴見先生がこういう格好をなさって！　というふうに思ったんですって（笑）。

**鶴見**　だって大学で教えていたときはきちっとした格好をしていたもの。いつでも着物で。

**大川**　あとでうかがってみましたら、障害をもった人というのはそういう格好をするべきだと思っていたと。

**鶴見**　そうそう。だって、ひどい人は寝間着で一日やっているでしょう。

**上田**　それは一般の病院でも、朝から晩まで寝間着で過ごすのが普通だと思って、医者も看護師さんも悪いと言わない。昼間、患者は寝ているものだというのと同じですね。私たちリハビリテーションでは、朝起きたらちゃんと着替えなさい。普通の生活の服装にしなさい、そして昼間は寝てはいけません、ということをきちんと言っているんです。

**鶴見**　そうでないとメリハリがつかないわね。

**上田**　市井三郎さん（註1）についての歌がありますね。

**倒れしのち常にトレパンまといつるは身障者の自覚といいし市井三郎**

これは一種の居直りとも言えますね。

**鶴見**　そう？　その方はもう亡くなりましたけれども、いつでもそうだったんですよ。

**上田**　市井三郎さんの本は私も昔何冊か拝見しました。優れた方でした。これは逆に言えば、社会が悪い、社会がそうさせていたとも言えるのです。社会が障害者というものを差別してあたたかく受け入れない。ノーマライゼーションが本当に達成されていない。それに対するプロテストとして、抗議の意思表示として、自分はこのとおりの障害者だ、それで何が悪い、というふうになさったのじゃないかと思います。本当のノーマライゼーションが達成すれば、ごく自然のおしゃれな格好をしていて不思議じゃないんです。こういう素敵な方は。だからこういう方をそういう状態にまで追い込んだというのは、私は非常に残念だと思いますね。

## 美容もお化粧も人間らしく生きることの一部

**鶴見**　〈ゆうゆうの里〉のよかったのは、職員ももちろん素晴らしかったんですけれども、入居者の中にいいお友だちがたくさんできたことなんですよ。

**上田**　なるほど。

**鶴見**　ある日、全然知らない人が後ろから来て私の髪に触って、「あなた、こんな髪にしちゃダメッ。美容室に行こう」って、私を引っ張って美容室に連れて行ったのよ。私はおしゃれですから毎週一回必ず自分の美容室に行っていたんです。その美容師以外の手にはかからないと決めていたのね。ここの病院で最初写真を撮っていただいたときは、その美容師を共同通信の記者が東京から連れてきてくれたのよ。

いつでも連れてきていただくわけにはいかないでしょう。だから美容師にはかからないといって、自分で髪を洗ってボサボサにしていたの。「あなたダメよそんなじゃ」といって連れて行かれたら、伊豆高原〈ゆうゆうの里〉の美容師がすごくいい美容師だったのよ。それで意気投合しちゃって、それからは伊豆高原では毎週一回美容室に行っていた。

今度は、京都には私の信頼する美容師のムラハシ英子さんがいらっしゃいますから、時に応じてちゃんとしようと思っているの。

**上田**　リハビリテーションというのは人間らしく生きることだということは、障害をもっているからといって、特別な人間だと思い込んではいけないということです。例えばおしゃれをしたり、美容やお化粧もしちゃいけないんだと自分で思い込んでしまうのが一番いけないので、世の中の人にそうでないということをわからせるためには、率先してごく普通の生活をして、それを示していかなくちゃいけないんですよ。それはなかなか難しくて…。

**鶴見**　大変な努力なんですよ。

**上田**　それはそうだと思います、世の中がそういうふうにできてないから。だから例えばよく脳卒中では装具を使いますが、私たちは装具というものはなるべく見えないようにしたほうがいいというので、男性の場合はズボンの中に隠れるようにして、それでも一部金属が見えますからそこのところを靴と同じ色の革で巻いて、靴の一部ぐらいにしか見えないようにしようということまで気をつけて作っているんです。ところが、わざわざズボンの外に装具を出して履いている人が結構いるんです。これは一種のデモンストレーションなんですね。

だから私は、自分は障害者なんだぞということを見せたい心理というものがやっぱりあるんだなと思います。それは市井さんの場合もそうですが、一つの抗議でもあり、錯綜した複雑な気持ちなんでしょうね。居直りという言葉はあまりよくないけれども、そう言いたくなるような状態があることが非常に残念だと思います。

## トレーナーさえ着ればよいのか？

**上田**　話を戻して、来られたときの服装のことですが……。

**鶴見**　あの服装はすごくいやだった。

**上田**　いやなんだけれども、そうしなくちゃいけないものだと思っていらした？

**鶴見**　もうそれしかできないと思っていた。

**上田**　それ以外のものが着られないと思っていらした？

**大川**　それに関係して、リハビリテーションの専門家としてどうすればいいかということなんですが、例えば洋服に関して言えば、洋服は自分で着脱ができるようになれば、それもある決まりきったものだけ、それこそトレーナーみたいなものさえ着脱ができるようになれば、それでリハビリテーションの専門家は役割が終わったと考えるというふうな傾向がまだまだかなりあるんじゃないかと思うんです。

**上田**　それだけで更衣が自立したとされてしまうわけですね。

**大川**　ええ。でもやはり、どういうものを着るのか、それもいかにカッコよく着るのか、いかにカッコいいものを着るのかというところまで考えて対応すべきだと思うんです。それは単に衣服着脱の動作ができるできないというだけではなくて、どういう人生を送るのかという、そういう生活の態度とか、人生に立ち向かう態度が大きく影響すると思うんですね。

先生も同じもんぺでも、今はかなり派手なもんぺをお召しになっていますが、最初の時期は地味めのものばかりお召しになっていましたね（笑）。

**鶴見**　着物は帯があるから地味でいいんです。だけどもんぺは帯がないから、これ自身が派手になる。そう思って派手なのを着ているんです。

**上田**　なるほど。派手といっても、趣味がいい派手ですからね。

## 何がしたいかを言ってもらうまでが大変

**大川**　そして、お見えになった日に、どのようにリハビリテーションのプログラムを進めるのかというお話を始めたわけです。リハビリテーションはどういう人生をもう一度送るのか、元に戻るということではなくて、新たな人生をどう創るかだ、ということは上田先生のブルーバックスの『リハビリテーション』を読んでいらっしゃったからご存じだと思いますが、というお話をしまして……。

**上田**　ブルーバックスはあらかじめ差し上げていましたが、読んでくださったということですね。

**鶴見**　あれを拝見して、「目標指向的リハビリテーション・プログラム」というのがわかったわけ。

**大川**　念のためそのポイントについてのお話をして、そのうえでリハビリテーションの進め方、目標についてご希望をうかがったら、「今は著作集さえ出せればいいと思っている」というご返事だったんです。でも正直申し上げまして、本当にそれだけだとは私は信じられなかったんですね。もっとほかにいろんな希望が出て当然だと思ったんですけれども、「とにかく著作集さえ出せれば……」とおっしゃって。

**鶴見**　でもそれをやるのが大変なことなんですよ。

**大川**　それはそうだと思います。ただ先生は、それまでの間に、脳外科やリハビリテーションの人たちから、これもできない、あれもできないとばかり言われていらした。そして、だけれども頭は残っている、だからそれをやりなさいよということしか言われていなかったので、著作集のことしかご希望が出ないのではないかなと私は思ったんですね。

希望がお出にならないということは、いくら私に話してみても無理なことじゃないか、助けてもらうことはできないんじゃないか、それはリハビリテーションとは違うことなんじゃないかと思っていらっしゃるのではないか。だから希望が出てこないという可能性も大いにあると考えたものですから、もっと細かいところで鶴見先生からいろんな希望を出していただくようにしなければいけない。これは鶴見先生の場合だけではなくて、リハビリテーションの進め方としてはどなたについても基本だと私は思うんです。

そこで「具体的に先生、どんな細かいことでもいいですから何かご希望はないですか」というお話をしました。もちろんその前に「着物はどうですか」とか、いくつかの例を挙げたんですが、でも例えば「着物？　それはあなた無理よ」と言われるんですね。

**鶴見**　(笑)

**大川**　先ほど話に出ましたように、「先生、外をこのウォーカーケインを使って歩くということもおできになりますよ」と言っても、「それは無理よ、あなた」と(笑)。

**鶴見**　私、外を歩けるなんて夢にも思わなかった。

**大川**　それでリンゴの話が出たわけです。リンゴというのは「病気の前に毎日一個は自分でむいて食べていた。それで私は健康だったと思う」とおっしゃったんです。それで「先生、リンゴをむくのはお安いご用です。まな板に釘を打ったもので、それにリンゴを刺して固定して、それをむくということは二、三日のうちに必ずおできになります。まずそれをやってみましょう」とお話したんです。

**上田**　そうしたら「お手並み拝見」とおっしゃったんでしょう。そう簡単には信用してもらえなかった（笑）。

**大川**　ええ。でも、「お任せします」とか「信用します」と言われるほうがよっぽど私は不安なんです。自分たちのきちんとした技量を確認したうえで、信用していただくというのが大事だと思っていますので、むしろそういうふうに言っていただいたから、これはきちんとしたことをやるとすぐ信用していただけるなと思いました。それでリンゴをむく訓練をやりましたら、すぐおできになりましたよね。

**鶴見**　びっくりしたのよ。

**大川**　マジックだと言われたんです。でもその程度でマジックと言われましてもね（笑）。

**上田**　釘二本で固定してそれをむくだけだもの。それはなんでもないはずなんですよ。

**鶴見**　そんなことをおっしゃるけれども……。

**上田**　それで言ったとおりに二、三日でリンゴがむけたということで、少しは信用していただけたわけですね（笑）。

**鶴見** そう、びっくりした。そして着物も着られるようになった。

**大川** 初日にほかに話したこととしては、まず歩行訓練に関しては、ウォーカーケインを使う。そして装具についてはこれまでシューホーン型装具を履いていらしたけれど、備品の支柱付短下肢装具を貸し出して、使っていただいて歩くというふうに進めましょうというお話をしました。

それから身のまわりのことだけではなくて、さっきのリンゴむきもそうですけれども、どんなことに関しても希望を出していただきたいというお話をしました。

**鶴見** まず机を入れていただいたの。

**大川** そうですね。「著作集を……」とおっしゃったので、「病室に書き物をなさるための机をすぐ入れましょう」ということで、その日のうちに病室の模様替えはまず机を入れることからやりました。

**鶴見** びっくりしたのよ、机があったので。

**大川** 「入院をしたからといって、リハビリテーションのいわゆる訓練的なことだけをやるんではなくて、先生にとって一番大事だとおっしゃる執筆もきちんとできるようにしましょう」ということで、きちんとした書き物机を入れました。

そして一方、いわゆる訓練らしい訓練としては、ＡＤＬ訓練としてのリンゴむきをし、歩行については「もっと歩行訓練をやるということが廃用症候群の改善のために、そして将来的な廃用症候群予防のために非常に大事です。歩行訓練はまずはそのように位置づけて進めましょう」というお話をして、先生も了解なさったわけです。

## 基本の基本をやっていなかった!?

**大川**　関節可動域訓練（註2）も入院してみえた日から始めました。まず、さっきの足の内反ですが、だんだん歩きにくくなっていらっしゃった理由として、踵の関節まで非常に内反の変形が著しくなっていましてね。

**上田**　内反が単に機能的なものではなくて、もう固定したものになりつつあったわけですね。

**大川**　ええ。

**鶴見**　だから危なかった。だから歩けなかった。

**上田**　危ないに決まっていますね。

**鶴見**　結局あそこでやめたからよかったので、あのまま歩行をやっていたら危なかったわよ。

**大川**　そうなんです。歩行時にだけ現れる内反尖足ではなく、立位や椅子からの立ち上がりの際にも内反変形のために足底をきちんと接地することができなくなってきていたんですね。

それで、足関節をただ背屈（註3）させればいいというのであれば、ご自分で起立台で矯正するということもできるんですが、もうこの段階になっていたら、徒手的に踵をきちんと包みこんで、踵の骨の位置を矯正しながら背屈をさせる他動的な関節可動域訓練をしなければいけない。それも変形が強いので一日二回やりましょう、それだけでも歩きやすくなることは確かですよというお話をしたんです。

それから上肢に関しましても、左の肘が屈曲位で、手関節は掌屈位の拘縮で……（註4）。

**鶴見**　今はその格好はしてないんですけれども、こうなっていたんですよ（やってみせる）。

**大川**　服を脱いでいただきましたら胸に赤いのがついているんですよ、発赤（註5）が。

**上田**　手をいつも胸の上に置いているからですね。

**大川**　そうなんです。そのくらいに肘の屈曲がかなり強くていらしたから、それを伸ばすことをやりましょうと。

**鶴見**　今はこうやって自分で手が伸ばせるようになりました。

**大川**　それで問題は、拘縮がそれだけ強くなっていたんですが、〈ゆうゆうの里〉に退院なさったときに、せっかくいい介護の人がいるにもかかわらず、〈ゆうゆうの里〉で何をするのかという退院時指導に関しては、平行棒内の歩行をしようということ以外については、前の病院から伝達があったかないのか微妙なんですが……。

**鶴見**　私がそれを望んだんです。

**大川**　そうそう、平行棒内歩行をするということは先生が望まれたんでしたね。でも関節可動域訓練に関してはなんの伝達もなかったわけですよ。

**鶴見**　伝達がないんじゃないのよ。ここへ来て初めて「可動域訓練」という言葉を聞いたんです。可動域、レンジ・オブ・モーションという言葉は知らなかった。ここへ来て初めて可動域訓練をしていただいたのよ。全然していただいてないですよ。

**上田**　してないって不思議なことですね。

**大川**　一見単純なことのようですけれども、それをきちんとやるだけでいかによくなるのかということを……。逆に先生ぐらいの麻痺だと、可動域訓練は一生続けるぐらいのつもりでいないと、拘縮が強くなるのは当然なんです。

**上田**　基本の基本なんだけれども。

**鶴見**　ここへ来たら基本の基本とおっしゃるけれども、言葉も知らないし、そういう訓練は全然どの病院でも受けたことがない。どうして？　私には全然わからない。

**上田**　私にもわからない。ばかにしているんですな。つまらんことだと思って。

**鶴見**　誰をばかにしているの？

**上田**　そういう訓練が単純でつまらないことだと思ってばかにしているんですよ。

**鶴見**　だけどこれは基本じゃない？

**上田**　基本の基本で、非常に役に立つことなんです。

**大川**　ですからこのことは一生続けなければいけないんですよ、というのを最初の日にお話したんですよね。

**上田**　そうそう。油断したらまた元に戻ってきますよということ。

**鶴見**　（手首と肘の動きをやって見せながら）左の手首と肘がこのように曲がって伸びにくくなってきがちなので、右手で助けて伸ばすように教えていただいて、今もやっているんです。

## 病棟中心のリハビリテーションに驚く

**大川**　そういうようにいろいろとご説明したんですけれども、正直申し上げまして、先生は私どものプログラムをまだ信用していらっしゃらないのは確かだなと思ったので……。

**鶴見**　ええッ？（笑）

**大川**　「目標として、当院のリハ・プログラムを信頼していただけるように、すぐに効果が明らかになることを提示し、アプローチしていく」と入院なさった日のカルテに私が書いています（笑）。そして「それによってご本人の本当のデザイア（欲求）を表出してもらい、ニーズを把握する」と、「本当のデザイアを表出」のところに下線を引いているんです（笑）。

このようにして入院日の診察が終わりまして、「今日は診察が終わりですので、明日からリハビリテーションの訓練をいろいろと進めていきましょう」というお話をしましたら、「じゃあ明日何時に来るんですか」という話になったんです。こちらもちょっとびっくりしまして、ああそうか、ＰＴ（理学療法）室・ＯＴ（作業療法）室に来ることなのかということで、私がむしろびっくりしちゃいましてね。

そうか、リハビリテーションというのは訓練室でやるものだと鶴見先生は思っていらっしゃるんだなということがわかったものですから、「いいえ、そうではなくて、病室に伺うんです。今日もこのあと病室に伺いますが」と言いましたら、「えッ訓練室ではないの？」っていう感じになりまして（笑）。そこで「リハビリテーションというのは人生が大事です。ということは、それは一個一個の具体的な生活の仕方の積み重ねなわけです。その生活はどこでやるのかといったら、入院中でしたら病棟でしょう。先生の退院後の生活に一番近いのも病棟です。ですから病棟に伺います」と言ったら、はぁ？という感じで。

**鶴見** びっくりしたの。

**上田** それまで受けてこられたリハビリテーションが、訓練室だけでやるものだというふうに……。

**鶴見** 一日に一時間。あなたは何時からって、みんな決まっているの。

**大川** そのときに、「今日は転院でお疲れでしょうから、これで終了にして、明日は部屋に伺って、まず洗面をご自分でどうなさっているのかを拝見したりとか、食事のことを拝見して指導するということから始めます」という話をしたんです。

## 装具は朝から晩まで

**大川**　それから最初の診察のあとに、先ほどの病院の備品の支柱付きの装具をお貸しますから、これから毎日一日中履いていてくださいというお話をしたんです。

**鶴見**　あのときはびっくりした。

**上田**　朝起きたら履いてくださいということですね。

**大川**　「今日も診察が終わったあと、お休みになるまで履いていてください」というお話をしたんです。

**鶴見**　つらかったわね。

**上田**　最初はつらかった？

**鶴見**　だってそれまでのに比べたらきついでしょう。だけど今はこれを履いていなければ気分が悪い。すべて違うの。考え方が全然違うんだから。

**大川**　違うということですが、他の患者さんの場合、装具の使い方にしても、「明日お部屋に伺います」ということにしても、今まで別の病院でリハビリテーションを受けていた方でも、いかに違うかということを意思表示する方はなかなかいらっしゃらなかった。しかし鶴見先生はいつも質問なさるものだから、いかに、ほかとどういうふうに違うのかがよくわかりましたね。そして何のためにそれが必要なのかということを毎回きちんきちんと説明しなければいけないので、そういう意味でもこちらは非常にいい経験でした。

**上田**　必要な説明ができるチャンスをすぐに与えてもらえるのはいいですね。

**鶴見**　びっくりすることばかりだったわね、最初。

## 車椅子を両足でこぐ

**大川**　それから、最初の日に車椅子を両足でこぎましょうという話をしたんです。

**鶴見**　あれはびっくりしたわ。

**大川**　今もご自分で両足でこいでられますけれども、麻痺側の下肢のグレードが7か8なんです（0〜12のグレード法で）(註6)。ですからむしろ患側(註7)も使うべきなんです。

**鶴見**　それはどこでも教えられなかった。車椅子って片足でこぐものだと思い込んでいた。だから両足でこぎなさいって言われたとき、なんて無理なことをおっしゃるのッ、危ないと思ったんですよ。というのは、こっちの足が動かないと残るんです、足が。怖くてね。

今はポーンと足が出ますけどね。

**大川**　ですから自然に両足とも使うという機会を増やしていくことが大事であって、わざわざ廃用症候群を防ぐための訓練をやらなくてもいいようにしたいという話をしましたら、「だけど先生、できませんわよ。治っていませんもの」と言われたんです。

**鶴見**　なんでも「できません」「できません」だった（笑）。

**大川**　最初はその繰り返しだったんですけれども、でもそういうふうにはっきり意思表示をしていただいてよかったんです。ですからこちらはなぜ必要なのかということと、具体的なやり方というのをいつも話しながらでした。

**上田**　こうすればできるんだということを説明する機会ができるのはいいですね。

**大川**　そして説明したことを実際に立証しながら進めていったということなんです。

車椅子を両足でこぐということも、ほとんど一週間ぐらいでおできになったんです。もちろんそのときに患側を使うことによって、いわゆる痙性（註8）が強まったりとか、異常な動きが出てくる可能性もありますよというお話は最初の時点でしました。ただし、そのことに関しては、こちらが毎日診ていくわけですから、もし問題が生じた場合にはきちんと対応できるからというご説明をしたうえで、進めていったということです。

## 昼間は横にならない——病院でついた悪い習慣

**大川**　それからもう一つ、昼間は一日中横にならないでくださいというお話をして。

**鶴見**　それは全然守りました。うれしかった。

**上田**　それまでは〈ゆうゆうの里〉でも、かなり昼も横になったりしておられたんでしょう。

**鶴見**　病院でずっとそういう習慣だった。一日一時間は午後にお昼寝をするという、そういうふうだったんです。だからしなきゃいけないと思って。

**大川**　「もともとお昼寝をなさっていらしたんですか」とうかがいましたら、「そんなことは全然ない」と。

**鶴見**　昼寝なんかする時間はないですよ。夜寝る時間がないんですもの。昼間からなんて（笑）。

**大川**　「そんなもったいないことはしていませんわよ」って言われたんですね（笑）。「そうしたらなにも昼寝をしなきゃいけないものではありませんよ」とお話して。

**鶴見**　病気になったからしなくちゃいけないかと思っていたの。

**大川**　もちろん体力が落ちたりして疲れが出たときは、必要なこともありますけれども、先生のそのときの状況では、必要ないんじゃないかな、ということで昼寝なしをやっていただいたら、全然必要がなかったんですよね。

**鶴見**　そうしたら夜はもうよーく、ぐっすり眠っちゃう。

**大川**　かえって夜眠れるようになったとおっしゃっていました。それまでは夜なかなか眠れないということがあったんですけれども。

**上田**　初めの頃の歌ですけれども、

**病人の時間は長しこの時間貯蓄しておきたし世にあれば時間貧乏破産近きに**

というのがありますね。私は人が貯蓄したのをもらいたい（笑）。

**鶴見**　ほんとよね。

**上田**　私も時間貧乏で破産寸前ですから、よくわかります。

**鶴見**　本当に破産したのよ。私は「病気」という破産なんです。

**上田**　なるほど。しかし「貯蓄しておきたし」ということは、いずれ使いたいという先が見え始めたことの証しとして、この歌にはそういう意味があると私は思います。

**鶴見**　ありがとうございます。もったいないなあと思ったんですね。

**上田**　もったいないですよね、本当に。そういう悪い習慣がついて、帰ってまで昼寝の習慣がついてしまったなんて。

**大川**　一時間お休みになりますと、それから目覚めたあとの一、二時間は少々ぼうっとしているとおっしゃるんですよ。それで夜もあまり眠れないとおっしゃるのであれば、むしろ昼寝はやめましょうと。

**鶴見**　それから昼寝もしたくないのよ。

**大川**　そうそう、したくないのに、それから本当に眠っているわけでもないような感覚も結構あるのに、寝なければいけないという感じだというのであれば、必要ないでしょうと。

**上田**　そういう意味では、病院が非活動性というものを教え込んじゃうんですね。誰も悪意もないのに自然に教え込んでしまうというところは非常に恐ろしいものがある。

**大川**　それからお昼の食事のあとの検温というのが横になって検温する。「だから横にならなきゃいけないんじゃないですか」と言われましてね。それはそういうものではありません。一回計れば、自分で体調がわかる場合は十分ですよ、毎日一回しなくてもむしろいいくらいですよというお話をしました。

**上田**　それに、検温は座ってできるわけですから。

**鶴見**　ここでは座ってやっています。

## 「魔法の扉あけゆく心地」

**大川**　次の日からOTが洗面所に行きまして、立って洗面をすることの訓練を始めたんです。そしたら、今まで全然立ってそういう動作の訓練をするということ自体なさったことがないので、大変びっくりなさった。それがおできになったのが入院なさって二日後なんです。「本当のリハビリテーションてこういうものなのね」と言っていただきました。特に立位がきちんととれたことを大変喜んでいらっしゃった。

**鶴見**　できないと思っていたことができるから。「魔法の扉一つ一つあけゆく心地」という歌を作ったんです、あのとき。

**大川**　私、魔法使いって言われたんですよ（笑）。

**鶴見**　そう。「大川先生は魔法使いですね」って言ったんですよ（笑）。

**大川**　それで面白かったことは、入院されたときには、私がする講演のお話とか着物を着るというお話に関してきわめて懐疑的でいらしたんですね。ところが二日後に立って洗面ができたということで、たいそう考え方が変わられたんです。鶴見先生のほうから「じゃあ着物ということもいつか考えたほうがいいかもね、先生」というふうに。本当にたった二日なんですよ。実際の生活の中の動作のときに安定して立っていることができたということだけで、ご本人の希望の出し方がこんなにも違うものなんですね。

立位姿勢はＡＤＬ全般において非常に大事な姿勢なんですが……。

**鶴見**　立てれば着物は着られる。座っていれば着られないんです。

**大川**　非常に理知的な先生でいらっしゃるから、なぜ着物のことが考えられないかというと、立てないのに着物が着られるわけがないと思っていらしたんですね。

**鶴見**　着付けをしていただくにしても、座っていたら着付けられない。今日は初めから終わりまで立って、帯も締めていただいたんです。

**大川**　平行棒の中でバーを握って立つことはおできになっていたんですが、それ以外に例えば手放しで立つということは、訓練としてもそれから自然な生活の中でもする機会がなかったんですね。

**鶴見**　いくらか訓練していただいたんですよ、ＯＴ室で。だけどそれはとってもできなかった。立ち上がるということだけできたの。

**大川**　それはやっぱり装具の種類が悪かったんじゃないかと思いますけれどもね。

**上田**　装具が悪かったんですよ。

**鶴見**　危ないんですもの。

**大川**　片麻痺の場合は、手放しの立位保持は立ち上がりよりも簡単なことは私たちの研究で明らかなんですけれど……。

## リハビリテーションはお稽古

**上田**　その頃の感じとしては、次から次へと新しいことばかりという感じですか。

**鶴見**　はい。全部今までと違う。それで、なるほど、これをやってその次にこれをやってこれをやるという順序があるんだなと。新しい芸を覚えるという感じだった。つまり踊りと同じで、繰り返し繰り返し同じことをやって、それができたら芸域が広がる。

**上田**　そういうことですね。お稽古ですね。

**鶴見**　お稽古。稽古、稽古、また稽古。踊りと同じ。リハビリテーションは稽古、稽古、また稽古。訓練じゃないのよ、稽古なの。この病院でこんな歌を作りました。

芸域のひろがりゆくがうれしさに
同じ仕草を稽古また稽古

**上田**　私は「訓練」という言葉はきらいなんだけれども、「稽古」はいいですね。

**鶴見**　稽古、稽古、また稽古をやっているうちにスッと芸がうまくいって、自分の型ができてくるの。だからここでは毎日が楽しくてしようがなかったわね。

**大川**　先生、最初から楽しいとお思いでした？　(笑)

**鶴見**　そう、魔法使い……。

**上田**　二、三日は疑問だったわけでしょう (笑)。

**鶴見**　(小さい声で) そう、疑問は疑問 (笑)。

**上田**　あまり言うことが調子よすぎるという感じがしたんじゃないですか。

**鶴見**　でも、できないと思っていたことが、やってみればできるということがわかったから、そりゃあうれしかったですよ。

**上田**　これは体験でしかわからないことですよね。いくら人に言われたって。

**大川**　そうですね。ですから本当に短期間ですぐに効果が出るものを最初に提示していくということは、非常に効果的なことではないかと私は思っているんです。

**上田**　基本ですね。

**鶴見**　リンゴがむけるようになった。

**大川**　ええ。リンゴむき事件です。それと、洗面で言ったように、立って動作ができるようになったということで、もう一つ広がりが出てくるんだなと実感していただいた……。

**上田**　将来展望が開けますね。

**鶴見**　着物が着られるって思ったんです。

**大川**　歩くこともかなりできるんじゃないかなとお思いになったみたいです。朝起きて、まず立って整容をする。病棟の洗面所まで車椅子で行って、そこで立ってやるわけですけれども、それをやる。それから歩行訓練は、ベッドから立ち上がってそして部屋の中を歩くことから始めたんです。ウォーカーケインと支柱付短下肢装具で。ですからＰＴ室・ＯＴ室で訓練をやるということはまったくしなかったんです。

**鶴見**　そう、そういうのはなかったですね。

**大川**　拝見しましたら、最初からウォーカーケインと支柱付短下肢装具で一〇メートルぐらいはすぐ歩ける状態と診断したものですから。もちろんシューホーン装具でしたら、ウォーカーケインを使ってもほとんど歩けませんでした。一、二歩にしたって危ない。そういう状態だったんです。

**鶴見**　もうあれは捨てました。それから運動靴を履いていたんですよ、最初は。

**大川**　そう。いわゆるトレーナーシューズというんですか、先生には似つかわしくない茶色の布製のね。

**上田**　茶色のお仕着せのやつでしょう。あれは最悪。

**鶴見**　あれはもう捨てました。あれはもう見るからに怖い。恐ろしい。

**大川**　それまでは、普通はトレーナーシューズを履いて日常暮らして、そして訓練のときだけシューホーンということだったんです。歩行訓練のときだけ。そうしますと、関節可動域訓練をやらないこともありますし、それに加えて、日常そういう普通の靴を履いていて、内反も強くなっていく。

**上田**　そうですね。

**鶴見**　だからもういくら歩きなさい、歩く訓練をしましょうと言われても、ご免こうむりますよ。これは危ないと思ったんです。

　だから、考えてみると、よくここまできたと思いますよ。この病院までよく無事に来たと思います。

**大川**　歩くことに関しては、鶴見先生は「歩いて、倒れて、ボケる」というたった三つの言葉だけで表現なさったんですが、それが非常に頭にこびりついていらしたものだから、歩くことに対して消極的でいらしたんですね。それをいかにして打ち破るかが大変だったわけです。

**鶴見**　そう。車椅子に乗っていれば安全。

**大川**　ところがそういう生活を続けていらしたら、結局はボケるわけですからね。

**上田**　そう、だんだん歩けなくなって、だんだん平行棒内歩行も難しくなって。

**鶴見**　それが悪循環だった。

**上田**　しかしここに来られて悪循環を良循環のほうに転換することができたんですね。

## 少量頻回訓練の大事さ

**大川**　その頃のもう一つの問題ですが、やはり最初のうちは非常に体力が落ちていらしたものですから、やっと一〇メートルをウォーカーケインと支柱付短下肢装具で歩かれただけで、脈はたいそう上がりますし、たいそう疲れるとおっしゃるわけです。ですからそこで休んでいただいて、そしてまた一時間後に伺って、また一〇メートル歩行するというふうにしました。ですから一回の歩行訓練自体は五分もないわけですね。

**鶴見**　本当にわずかでした。なぜ疲れるかというと、もちろん体力がなかったということは客観的にそうですけれども、私の立場から言うと、健常者が歩くというのと全然違うんだから。つまり全身全霊で一歩、一歩、歩くんですよ。今だってそうですけれど、もうこれは大変な精神の集中と注意力とそして肉体のエネルギーと、みんなが一緒になってコーディネートしなきゃ一歩も踏み出せないのよ。

**上田**　確かに精神的にも疲れるでしょう。一歩一歩集中していなくちゃいけないわけだし。

**鶴見**　全身全霊で一〇メートル歩いて、車椅子に乗ってがっくりしていた。

**上田**　そうでしょう。本当にがくっと疲れが出るでしょうね。

**大川**　それで歩行は一回五分弱、しかしそれをほとんど一時間ごとにやったんですね。ですから一日に七、八回は歩くということをやりました。

あと、関節可動域訓練が、これもまだ改善できるだろうという状態だったものですから、それも一日少なくとも二回やりましたね。

**鶴見**　痛かったのよ。あれだけはいやだった（笑）。

**大川**　ただ、その場合の痛いというのは、例えば足関節の背屈でしたら、ちゃんと下腿三頭筋が痛いというのですから、それは当然起こるべき正しい痛みなので問題ないというご説明をちゃんとしたんです。

**鶴見**　そうそう。

**大川**　それ以外のところがもし痛いようであれば、それは間違いだ。そういうことは退院なさった後に誰かから続けていただく場合に、こういう痛みだったら正しい痛み、こういう痛みだったら間違いだという一つの目安になりますから、よく覚えておいていただくようにとお願いしたんですね。

## 実用歩行訓練――実際の生活の場、時間帯に

**大川**　歩行訓練と関節可動域訓練の二つを少量頻回訓練でやっていったんです。そうしましたら二、三週間たったところで、疲れやすさというのはかなり軽減しまして、そして大体三週間程度で、ベッドから立ち上がって病室を出て、歩いて洗面所まで行って……。

**鶴見**　あれは大変だったのよ。

**大川**　もちろん監視でですが。そして立ったまま、座ることは一度もなしに洗面をして、そして歯磨きをして、歩いて元に戻ることがおできになるようになったんです。歩行は歩行だけで訓練すればよいのではなく、例えば整容という目的をもって歩いていって整容行為をして病室に帰ってくるという一連のものとして訓練すべきです。ですからＰＴとＯＴとが一緒に訓練しました。

**上田**　それも朝のそうした時間帯に、ですよね。

**鶴見**　でも大変だったのよ。というのは人が右往左往するから。

**大川**　整容というのは、朝まず起きてやるべきものですから、実際の生活の時間帯に訓練することが大事です。でも、皆さん同じ時間帯に当然やりますよね。そこで往来がはげし

くなる。

**上田**　それも大変でしたけれども、できたでしょう。

**鶴見**　もうやっとなのよ。デイルームから向こうへ渡るのが大変だったけれども……。

**大川**　朝の整容も含めて、廊下での歩行訓練の意義ですけれども、廊下の歩行訓練とPT室での歩行訓練の一番違うところは、PT室というのは広くてじゃまもののない、歩くためだけの歩きやすい場所なんですね。だけど廊下というのは、人がいつ出てくるかわからないから、それだけでも緊張してしまって歩きにくい。

**鶴見**　飛び出し。どこのドアが開くかわからない。

**大川**　だけどそれが自然の歩く環境なわけですね。

**上田**　そうです。

**大川**　ですからそういうところでの歩行訓練を頻回に行うことが重要なんです。

**鶴見**　はじめはすれ違うことが怖かったけれども、この頃は平気。

**大川**　それはもちろんウォーカーケインと支柱付きの短下肢装具を使ってです。なにもPT室で歩行訓練をする必要はない。限られた体力の中で、限られた先生の時間の中で何をするかということを考えた場合には、むしろ現実の生活に直結する病棟の訓練のほうを優先すべきだと考えました。それも一日に六回も七回も少量頻回の原則で短時間の歩く訓練をやるということを続けていったんです。そうしたら入院して一か月たたないうちに、屋外歩行訓練を始められた。

**鶴見**　屋外が楽しかった。その頃こんな歌を作りました。

**萎《な》えし足に力を篭めて踏み出せば**
**魔法のごとし坂登りゆく**

**大川**　屋外というのは、病棟の中での歩行が自立したあとに初めて進めるものではなくて、屋内歩行がまだ監視・介助歩行の段階で屋外も介助や監視歩行を始めていいはずと私は考えています。

**上田**　いいはずですよ、それは。かえって邪魔ものがないから、病棟なんかより楽です。

**鶴見**　屋外のほうが精神的には楽です。

**上田**　そうです。広いところだから。

**大川**　それから特に鶴見先生の場合は〈ゆうゆうの里〉にお帰りになったあとに、むしろ部屋の中よりは外で歩く機会が多いのではないかと考えました。

**鶴見**　部屋の中は危ないから、今でも全然していません、車椅子です。

**大川**　むしろ屋外だったら、〈ゆうゆうの里〉に帰られてからも必ずやってもらえるのではないかということで、特に早めに屋外の歩行訓練を始めたんです。

**鶴見**　あれがとってもよかったんです。

**大川**　気分的にもかなりよかったようですね。

**上田**　そうでしょう。

## 少量頻回訓練はコロンブスの卵

**上田**　少量頻回訓練というものは非常に偉大な発見なんです。大川先生の発見なんですが、コロンブスの卵なんですね、これは。言われてしまえば当たり前のことなんだけれども、これはちゃんとした私たちの長年の研究に基づいて出された課題に応えたものです。その課題はどういうことかというと、廃用と過用の間のバランスということ、これは私の本を読んでいただいたあとに鶴見さんから、廃用と過用の間の、間のとり方が難しいというお手紙をいただきましたね。こちらに来られる前に。

**鶴見**　そうなの。それがとっても難しい。

**上田**　私たちにとってもそれが最大の困難だったんです。体を動かさないでいると廃用に陥る。だけど廃用にすでに陥ったような状態ほど、無理をするととたんに過用に陥る、そうすると、山の尾根のちょっと右に寄ればこっちの崖を落ちる、左に寄ればこっちの崖を落ちる。そこをいかにうまくいくかという、難しい問題ですね。

これは何年間か私たちには大きな課題として意識されながら、どうやっていいのかということが解決できない問題でいたんです。それを本気で課題として取り上げてやっていくうちに、大川先生はそれを解決したわけですね。それが少量頻回の原則です（註9）。これは廃用症候群の研究を通じて、これまでのリハビリテーション・プログラムではいかに廃用症候群を防げていないかが判明したということが一つ。もう一つは過用症候が非常に出やすいターミナルケアの場の癌の患者さんについて廃用と過用のジレンマをどう解くかについてプログラムを工夫したこと。その中で発見したことなのです。

つまり、オーバーワーク、過用というものは密度の問題なんです。廃用というのは一日中の運動量の全部の合計なんです。ですから疲れたから休むというのではなくて、疲れるということは過用が起こってきますよという警戒信号だから、その前に休む。ただし、そこで一回で終わってしまったら廃用になることは明らかですから、そこで過用にならないうちに休んで、そして疲れもとれてまた再開してもすぐ過用が起こってくる危険はないという時間をとる。一時間なら一時間おいて、そしてやる。また五分でやめる。でもそれを一日に七、八回やれば、それは合計して数十分やったことになるわけですね。そうすれば全体としては廃用を防いだり、起こってきた廃用を取り戻すだけの運動量は十分ある。

## ADLの自立そのものが少量頻回訓練

**上田**　ですから歩くことだけでじゃなくて、あらゆることに関して、例えば歩けるようになりますと、ちょこちょこと自分で洗面所に行ったりとかトイレに行ったりというふうに動きますね。これ自体、つまり生活が自立するということ自体が、少量頻回の運動になるわけです。考えてみたら、普通の元気な人は毎日ほぼ一万歩歩いていますけれども、一万歩連続しては決して歩いていないわけです。一万歩連続して歩いたら誰でもへとへとに疲れてしまうはずです。普通の人は五分歩いて立ち止まったり腰掛けたりして、また十分歩いて立ち止まったりして、一日合計で一万歩歩いているんですね。だから体力が保たれて、過労に陥らずに済んでいるわけです。

それが訓練の場合にはそのやり方が見つかるまでに、私たちは二、三年のいろんな試行錯誤をして、それで少量頻回というやり方に到達した。それまでは、ほかの病院では今でもそうだけれども、リハビリテーションというのは一日に一回一時間やるもの、PT一時間、OT一時間だった。そういうふうに誰が決めたか、そんなのは学問的な根拠があるわけじゃない。便宜的にそうしていただけです。

しかし学問的に考えていくと、今言ったように、少量で頻回であることによって廃用と過用の両方を克服できる。こういう学問的な研究に立って課題が出て、課題をどうやって解くかということが、臨床の中でいろいろと工夫する中から生まれてきたわけです。

これは本当にコロンブスの卵なんです。これは結果を聞くと、昔からそんなことは当たり前だったんじゃないのというような感じで思われてしまう。気軽にそれを自分が考えたみたいに言う人がいたりするものだから甚だ腹が立つんですが、大変なことなんです。

**鶴見**　大変なのね。それは考えつくまでが大変だけれども、それをお考えになって、実行することは大変ですよね。

**上田**　でも実行する中からその効果を証明してきたわけです。
この病院のスタッフはこの少量頻回訓練をよくやってくれています。

**鶴見**　私はよくやっていらっしゃると思うんです。一番面倒くさいことをやっている。もうこの人は済みました、ハイ次の人っていかないもの。

**大川**　でも先生、そうやったほうが明らかに効果が上がるんですよ。明らかに効果が上がると楽しいんですよ。

**上田**　やる人が楽しい。本当に。明らかに効果が上がれば感謝もされるし、自分のやったことがよかったんだというやりがいもあるし。

**大川**　よくなるということは、やっていて楽しいということもありますが、一番大事なことは、患者さんに対して何かをやるからには、最高のことをやらなければいけないということです。ですから、一度やってみて非常に効果があることがわかっていれば、やはりそれをやらなければいけないという責任感が出てきます。

**上田**　ほかの人にも当然やらなければいけないということになってくる。職業倫理の問題にもなってくるわけです。

**鶴見**　そうですね。

**上田**　患者さんに最高の善を行うというのが専門職の倫理ですから。知識が進んで、これが最高だということがわかれば、それがわからないうちはしなくても非倫理的ではないけれども、それがわかっているのにしないということは非倫理的になりますからね。しかもそれをやることが楽しい。いい結果が出るから楽しいわけです。

**大川**　病棟でいろんな訓練をするということも、やってみれば効果がはっきり上がって楽しいことなんですけれども、それがなかなかなされていないということにも、少量頻回の場合と同様の今のリハビリテーションの問題と課題があると思うんです。

## 作業療法のあり方の問題点と反省

**大川**　次にこれもリハビリテーションの専門家として反省すべき点なんですけれども、鶴見先生の場合に、それまでの作業療法で何をやってきたかというと、文筆活動をしていらっしゃるからワープロをやりましょうという話があったそうです。

**鶴見**　最初のリハビリテーションの病院で、最初おっしゃったのは革細工。それで「そんな暴力的なことは私はきらいです」と。だって、すごい音を出すのよね。

**上田**　たたくんですものね。

**鶴見**　そして「私のこれからの生活になんの役にも立ちません」と言ったのよ。

**大川**　それにもかかわらず革細工のいろんなセットが目の前にきて、「でも私はやりません」と言って拒否なさったというお話で。

**鶴見**　「それならワープロをお願いします」と私から申し出たんです。

**大川**　ところが鶴見先生は病前は手書きをなさっていたわけですし、左麻痺ですから利き手は残っていらっしゃる。だからワープロも少しはやってみたけれども、筆ペンでやったほうがいいのではないかと。

**鶴見**　ワープロもできるようになったのよ。だけどあれじゃ自分の考えが流れてこないのよ。

**大川**　書きながら考えをまとめるというふうに今までやってらしたので、ワープロを使わないということだったんです。

ところがリンゴをむくということは、毎日一個ずつちゃんとやってらしたわけですから、発病前にどういう生活をなさっていたのかをうかがえば、おそらく先生の希望や作業療法としての必要性は出てきたはずだと思うんですね。

**鶴見**　発病前にどんな生活をしてたかなんて、聞かれたことない（笑）。

**上田**　どの病院の作業療法士だって、一応知識としては、釘つきのまな板ならば片手でリンゴをむけるなんてことは、誰でも知っているわけです。知っているんだけれども、それを本気で応用しようとしない。

**鶴見**　私はお料理がしたいって一言も言ったことがないです。

**大川**　まな板に釘を刺したものを使うというのは、主婦業として家へ帰る人のためだけの訓練プログラムだという位置づけがあったんじゃないかなと思うんですね。

**上田**　おそらくそうでしょうね。そういう固定観念が多すぎて困るんです。

**鶴見**　私は「これから家に帰ってお料理はしません」と言った。

**大川**　それでリンゴをむくという選択肢はリハビリテーション・チームのプログラムから消えたんですね。ということは特に作業療法士としては反省すべきことだと思うんですね。

## 「自立心が大事」「私は子供のときからそれをたたき込まれた」

**上田**　鶴見さんのように、自分に必要がないと思ったことはちゃんと拒否する人というのは、普通の医者やセラピストはいやがるでしょうけれども、私たちにとっては本当の模範的な患者さんなんですよ。

**鶴見** いやあ、私はわがままなのよ。わがままだってことを相手に知らせたのよ。

**上田** 日本ではそれがわがままなんだけれども、アメリカではそれが普通なんですね。私がアメリカで一年間リハビリテーションを勉強して、たくさんの患者さんと話し合って、日本に帰ってきて一番逆カルチャーショックだったのは、日本の患者さんがおとなしすぎるということなんですね。

**鶴見** でもブツブツおっしゃっていますよ。「あの先生はこんなことをさせて」なんて。

**上田** それは陰ではしょっちゅう言っているでしょう。ですけど医者に向かっては何も言わない。

**鶴見** 私みたいなのは先生がびっくりしたみたいよ。「私そんな暴力的なことはしませんしって言ったら、何が暴力だと思ったでしょうね。だって金槌でたたくなんていやだ、私（笑）。

**大川** 革細工ですね。

**上田** 私がアメリカで会った患者さんはみんなそういうふうに自分の意思をはっきり言っ

てくださる方だったので、それを下手な英語ながら十分説得して、そしてお互いに納得して、そしていい結果が出ればそれで非常にうれしいわけ。それが日本に帰ってきたらそうでない患者さんばかり。「おまかせします」、「よろしくお願いします」という。何がどうよろしくなのかわからない（笑）。いかに日本人は卑屈か。医者が卑屈にしてきたという面もあるけれども、日本人はいかに自立心がないかということ。

ですが、リハビリテーションというものは自立を目指してやるわけですから、自立心を本人がしっかともっていてもらわなかったら、できっこないわけですよ。いい結果が出るわけがない。

**大川**　そこで問題になるのは、鶴見先生は、もともと自立心がおありであって、病気のあとにもそれを失わないでいらしたわけですけれども、やはりある程度自立心をおもちの方でも病気になってしまったら、病人としての役割を演じざるをえなくなるんですね。

**上田**　弱い立場になりますしね。

**大川**　弱い立場になって、それに加えまわりのほかの患者さんを見ていても大体「先生のおっしゃるとおり」という態度をとる方が多いものですから、なかなか自立心を示せないということになりますね。

**鶴見**　まず意思表示の言葉がなくちゃ。

**大川**　そう。そしてその意思表示をさせるように、させるようにもっていくのがリハビリテーションの専門家だと思うんですね。

**上田**　そのとおりです。

**大川**　入院してリハビリテーションをやって、退院したあともリハビリテーションを外来で続けたにしても、その後も長い一生の中にはいろんな問題が障害をもった人には出てくるわけです。そのときにどういうふうにそれを解決していくのかについて、自分でかなりの意思表示がおできにならなければいけないわけですから、その意思表示をするためのトレーニングを最初からやるという位置づけもたいそう大事だと思います。

**上田**　そうです。

**大川**　だから単にADL（日常生活行為）の訓練をやるとか、身のまわりのことは自分でできるようにするということだけではなくて、自分で問題に立ち向かっていく。そのためには自分で何がしたいのか、何が困っているんだという意思表示をきちんとする。

**鶴見**　それは幼児教育で必要なこと。

**上田**　ああ本当ですね。

**鶴見**　私はもうひどい幼児だったのよ。つまり親が毎日「あなたは今日は何を食べますか」「明日は私はここへ行きますが、あなたも行きますか、行きませんか」と、しょっちゅうそういうふうにギュウギュウ選択を迫られたのよ。

**上田**　子供のときですか。

**鶴見**　小さい子供のときから。

**上田**　お母さんがですか。

**鶴見**　父も母も二人で。「あそこに行きますか、行きませんか」「あなたはどうしたいんですか」ってしょっちゅう。まずモノをもってきて、「これどっちを食べますか」と言うのよ。

**上田**　それはきわめてアメリカ的ですね。

**鶴見**　もう大変よ。それだから子供は何が好き、何がきらいってしょっちゅう判断して、一日中いくつ判断しなくちゃならないかわからない。そういうふうに育っているから、好ききらいとか、これをやるやらないって言わない生活なんて、私には考えられない。

**上田**　それは素晴らしいですね。

**鶴見**　素晴らしいかどうか知らないけれど、すごく自分がわがままだと思っている。

**上田**　きわめて合理的ですが、日本の社会ではそれがわがままになっちゃう。

**鶴見**　そう。だから不利ですよ、日本の社会にいるのは大変不利です。

**上田**　不利だけれども、またやりがいもありますよ。

**鶴見**　それだから私は今、本当にこうやって生きていると思います。だから親のお陰だと本当に思っています。

**上田**　それはしかし、面白いといったら失礼だけれども……。

**鶴見**　これが当たり前だと思って世の中に出てみたら、当たり前じゃないのよね。途方に暮れているのよ。

**上田**　そうでしょう。世の中の人は驚いちゃうでしょう。学校の先生からして驚いちゃう。

**鶴見**　そうですよ。だって、学校の先生にピシャーンとものを言って帰ってくるような親ですからね。

**上田**　鶴見さんは模範的なリハビリテーションの患者になるべく子供の頃から育てられていたんですね。

註1：市井三郎（一九二二〜八九）、哲学者、鶴見和子、俊輔らと共に思想の科学研究会の中心メンバー。主著は「哲学的分析」（六三年）、「近世革新思想の系譜」（八五年）など。

註2：関節の拘縮（第三章註5、92ページを参照）に対して、普通は手を用いて他動的にゆっくり力を加えて動かすことで拘縮を防ぎ、または矯正すること。

註3：背屈とは足のつま先が上に向かうように足関節を動かすこと。ここでは内反があるので、背屈だけでなく内反矯正をも含めた他動運動をする必要があったことを言っている。

註4：屈曲位とは曲がったままの状態。手関節の掌屈とは、手首が掌の側に曲がったままになっていること。いずれも脳卒中で起こりやすい姿勢だが、矯正は可能である。

註5：皮膚が赤くなること。皮膚病は別として、普通その部分の持続的な圧迫で起こる。

註6：上田らが開発した片麻痺テストでは、麻痺の程度を0（完全麻痺）から12（ほぼ完全な回復）までのグレードに分けることができる。そのテストで7〜8グレードということは、中程度の麻痺であることを示す。

註7：脳卒中では右側または左側の半身（上下肢）が麻痺する。その麻痺した側を患側、健全なほうを健側という。

註8：脳卒中や脳性麻痺のような中枢性麻痺の場合に、筋の反射や緊張が正常以上に高まってスムーズな動きを妨げること。

註9：少量頻回訓練についての最初の報告は、大川弥生、木村伸也「筋力増強訓練の処方基準」『PTジャーナル』二三巻、七四九〜七五六頁、一九八九年。

註（本章全体に関し）：本章の中心テーマである、理学療法・作業療法など（言語聴覚療法を含む）の訓練を訓練室ではなく病棟という実際の生活の場、実際の時間帯で行うことについては一九九〇年以前から報告しているが、詳しく述べたのは、大川弥生、上田　敏「病棟での評価・訓練の意義と効果」『PTジャーナル』二九巻、七四七〜七五五頁、一九九五年。

# 第六章　〈インタビュー〉鶴見さんのリハビリテーションを担当して

大川弥生

## 一つの希望がかなったところから次々に

――最初に鶴見さんが先生と出会ったときには非常に大変だったというお話が先ほどございましたが、どうやって信頼を得ていったかというところをちょっとお聞きしたいと思います。

**大川**　鶴見先生はご自分の意思をきちんきちんと表明なさる先生なものですから、むしろリハビリテーションを進めるには、たいそう私どもとしてはやりやすい患者さんでした。大変というよりやりやすくて、やりがいのある患者さんだったと思っているんです。

例えば、こちらが歩きましょう、歩いてみせてくださいと言いましても、「私は歩けません」とはっきりおっしゃるんですけれども、理由をきちんと説明して、歩いていただきたい、歩き方を診察することが必要だとか、歩く訓練が効果的だと思われるというお話をしますと、十分に納得なさったらすぐそれをなさってくださるというような方だったものですからね。一個一個がそういう感じで、こちらがきちんと説明して、納得なされば次に進むということで、リハビリテーション自体もうまくいったと思うんです。

私の定石として、患者さんの信頼を得るには実際の生活のうえではっきりした効果を上げることが第一だという考え方があります。ですから、まず最初拝見しましたときに、適切な杖や装具を用いれば歩くことができることを実感していただきました。また早く効果が現れるということの一つの例として、「今一番ご自分でなさりたいことは何でしょう」とうかがいましたら、リンゴをむきたいとおっしゃったんです。というのは、病気になる前に、ほとんど毎日一個ご自分でリンゴをむいて食べる、それが非常に健康にいいと思っていた。だけれども病気になったあとリンゴもむけなくなった。だからリンゴをむきたいというお話がありましてね。

「それは簡単なことです。その訓練をすぐに始めましょう。先生、おそらく二日か三日後にはすぐおできになりますよ」という話をしましたら、「じゃあ、お手並みを拝見しましょうかね」と言われましてね（笑）。「じゃあごらんになってくださいまし」と言いまして、実際に二日か三日後にはできるようになったんです。

それは一つの例なんですけれども、そういうふうに、どういうことをなさりたいのかをうかがって、専門家として、もちろんできないことは「できない」とはっきりと申しますし、できる場合には、こういうリハビリテーションの進め方をして、大体いつぐらいまでに、どういう方法でできるようになります、という説明をまずするんです。それによって、ご本人がそういうことだったらやりましょうと了解なさると、それについてのアプローチを開始する。そういう手順を踏んでやっていくわけです。

そしてそれが説明したとおりにできるようになる、ということによって、こちらも信用していただける。そしてそれによってもっともっと、これだったら今まで言わなかったこういう希望も、もしかしたら達成してもらえるのかもしれないということで、鶴見先生も最初は「リンゴをむくという以外は、なにも希望はありません」とおっしゃっていたんですけれども、そのあとに、「そう言えば、先生はあのときに着物が着れるとおっしゃったけれど、本当に着れるの？」とか、ほかにもいろいろな希望が出てきたんです。

――つまり、一つの希望がかなったところから次々と……。

**大川**　この人に相談したら、あるいはこのリハビリテーション・チームに相談したら、もしかしたらできるかもしれないなというふうに思っていただく、それが本当の専門家としてこちらを信用し始めていただけたということじゃないかと思います。鶴見先生の場合もそれでいろんな希望を出していただけるようになったと思っています。

まずきちんとした希望を出していただけないと、こちらとしてもきちんとしたリハビリテーションのプログラムというのは組めません。ですからいかにきちんとした希望を表示していただくかというのは、リハビリテーションを進めるうえでたいそう大事なことです。

でも、やはり意思を表示していただくということは難しい。「希望がありませんか、ありませんか」と言っても、どうせ言ってもかなえてもらえないだろうと思われていたら、希望は出てこないわけですから、まず出してもらえるようにもっていくことがたいそう大事です。それは一個一個の、先ほど言ったようにリンゴをむくとか、そういうエピソードの繰り返し、その積み上げではないかと思っています。

## 安静と廃用の悪循環をたちきる

――先生方は患者さんに、昼間横になっていてはいけないとかなり強くおっしゃるというふうにうかがったんですが、普通、常識的にというか、私たちが誤解している点から言えば、体の調子が悪い人間が横になって寝ているというのはごくごく普通のことなのではないかという認識があると思うんです。それをなぜいけないというふうに……?

**大川**　鶴見先生の場合も最初こちらにお見えになったときは、昼寝のほかにも昼間に横になっていらしたんです。それは横にならなければ疲れるくらいに体力が落ちていらしたことも一因でした。体力が落ちるから横になる機会が増える、横になるからもっと体力が落ちるという「廃用症候群と生活不活発化の悪循環」に陥っていらしたんです。

それはどういうことかと言いますと、廃用症候群とは、動かないことによってほぼ全身のあらゆる器官、機能に起こる害なんです。ところが、病気になったら安静をとるのが一番だという思い込みがある。たしかに脳卒中の発症直後の急性期には安静は必要です。しかし鶴見先生の場合には脳出血という脳の中に起こった病気そのものはとうに治っていらっしゃる。残っているのは手足の運動障害だけです。にもかかわらず運動障害があるというだけで、なんとなく病人だと自分もまわりの人も思ってしまう。だからやっぱり安静をとらなきゃいけないとご本人も思っていらしたようなところがあって、必要もないのに横になっていらしたので、ますます体力が落ちていくという状態だったんです。

それは体力だけではありませんで、動かないと筋肉の力も落ちる。骨も弱くなる。それから心臓の力も呼吸の状態も悪くなる。それからご本人が一番心配していらしたボケるという症状すら起きてくるというふうに、廃用症候群というのはたいそう重大な状態なんですよ。非常に大きな問題を生じるものなんです。

これについては私は筋肉の力や耐久性や骨の密度や体力やいろいろの研究をしてきまし

た。その結果、通常のリハビリテーション・プログラムでは廃用症候群を十分防げていないという驚くべき事実が明らかになりました。でもこれを初めて発表したときには「そんなはずはあるまい」とずいぶん言われたものです。

この廃用症候群というのは今のわが国の高齢社会の大問題である「寝たきり」の最大の原因といっていいのです。廃用症候群による「作られた寝たきり」が多いことは最近は多くの方に認めていただけるようになりました。鶴見先生の場合も、あのままでいけばきっと「作られた寝たきり」になっていたと思います。

——それを防ぐためには、先ほどからずいぶんお話が出ていましたように、歩くということが非常に大事なのでしょうか……。

**大川**　一番大事なのは、廃用症候群は一日の全体の活動性が落ちることで起こるということです。ですから、廃用症候群を防ごうということで、その目的のためにわざわざ歩くとか、筋肉の力が落ちてきたから筋肉を強くする訓練をするとか、そういう個別的な対応ではなくて、意識しないでも一日全体の活動性が上がっていけば、それが本来のリハビリテーションにおける廃用症候群への対応としては一番効果的なんですね。

——それが日常の中でということですね。

**大川**　そのとおりです。わざわざするのではなく、日常の中で自然に活動性を上げるということが重要なのです。私どもはリハビリテーションといいましても、訓練の時間帯だけがリハビリテーション・アプローチだとは考えておりません。廃用症候群に対しても訓練のときにどうするのかだけが大事なのではなくて、むしろ一日全体の中でどういうふうに活動をしていただくのか、すなわちどういう生活をしていただくのかというプログラムを組んで、その中で活動性が上がっていくようにしていくんです。

――一日全体の活動性の向上そのものがリハビリテーションになっていくということですか。

**大川**　そうです。ここで強調したいことがあります。リハビリテーションとは、人生をどのようにもう一度再設計して生きるかということですけれども、人生をどう生きるのかというのは、一日の中での一個一個のいろんな活動とか生活の仕方の積み重ねなわけです。なぜなら結局一日をどういうふうに過ごすのか、その積み重ねとしての一週間、一月、一年、そして一生なのですから。すなわち人生というものには一つ一つの具体的な姿があり、その具体的なものに対して具体的に専門的に対応するのがリハビリテーションの専門家なのです。

一日の中の暮らしをみると、必要に応じて、食堂にも洗面所にもトイレにも歩いていき、そこで食事や洗面や排泄をする。できることは自分でするためには歩行の自立が要《かなめ》になります。屋内だけでなく屋外も歩く。そういったＡＤＬの自立・拡大によって一日全体の生活が活発化され、それによって廃用症候群が克服され、体力もつきます。体力にゆとりができるとより高い生活目標に向けて生活範囲を拡大したいという気持ちになりますし、拡大が実際に可能になる。このように生活の範囲、社会的活動範囲の拡大のためにも廃用症候群の予防・改善が基礎になるのです。

このような考え方で私たちが作り上げてきたのが「目標指向的アプローチ」に立った「目標指向的リハビリテーション・プログラム」で、これは従来の普通のリハビリテーションのやり方とは、考え方でも技術でも、その進め方でも非常に違っています。鶴見先生は、本当の回生はこの病院で始まったとおっしゃってくださいましたが、他の病院でこれ以上よくならないと言われて来られて、ここで種々の点で自立を達成された方はほかにもたくさんいらっしゃいます。

## これからもっと欲が出る

——この先、鶴見さんのリハビリテーションはどういう方向に向かっていくんでしょうか。

**大川**　おそらくますますいろんな欲がお出になるんじゃないかと思っているんです。

——これ以上の欲が？

**大川**　ええ、もちろん。むしろ、いかに欲を出していただけるようにするかがリハビリテーションの大事な役割だと思っています。例えば着物だって着ることはできないとおっしゃっていましたね。でも最近は着物をお召しになることをたいそう喜んでいただいています。それから、例えば新幹線を利用することに関しましても、以前は私がお勧めしても、「そんなのは利用できない。無理ですよ」とおっしゃっていましたけれども、最近は新幹線も利用なさるようになった。講演に関しても、「講演なんて、絶対できませんわよ」と最初はおっしゃっていたけれども、最近は少々欲がお出になったような気もします。そのようにいろいろとご希望をお出しになるんじゃないかと思います。

結局、リハビリテーションはどういう人生を創るのかということです。その点について最初ご希望を聞きましたら、初めは「著作をすることだけだ」とおっしゃったんです。もちろん先生にとって著作は大事なことですけれども、そのときは著作しかできない、ほかのことはできないから著作しかできないという位置づけでいらしたように思えるんです。最近はもっといろんなこともできる、そのうえで著作が一番大事だというふうにお考えになっていらっしゃるのではないのかなと思っています。

廃用症候群について私どもは、放っておくと悪循環が起こるが、うまくやれば良循環を作れる、と言っています。どうも人生観についても悪循環と良循環があるようで、鶴見先生の場合、おこがましいことですが、人生観を良循環のほうにスイッチを切り換えるお手伝いができた、むしろ共同作業として、それをやらせていただいているような気持ちがして大変うれしく思っています。

——どうもありがとうございました。

# 第七章　本当のリハビリテーションに出会って（三）

## 退院まで

**上田**　その後、退院に至るまでの経過ですが……。

**大川**　最初のときは、二週間だけの入院で、その後のことを決めようというお約束をしていたわけです。二週間たちましたら、いろんなことがおできになったこともあってだと思いますが、それからできる可能性があると私が言っていることをある程度信用してもいいんじゃないか、ということになりまして（笑）。

**鶴見**　結局インフォームド・コンセントで。私、納得しないとなんでも一歩も進められないものですから。

**上田**　それがもう最高なんです。

**大川**　ですから二週間ぐらいたってまいりますと、私が何か説明をしても、最初のうちのように「それはできませんッ」とおっしゃることがなくなってきたんですね。「そうですか。それはどうして？」とお聞きになって、いろいろ説明しますと「じゃあ、それはやってみましょうか」と言われるか、もしくは、「それは先生、今、私は必要ないと思うから、むしろこちらのほうを選びましょう」ということで、進めていきました。

二週間の時点でもう少しこちらでリハビリテーションを続けることにはなりましたけれども、どこまで入院リハビリテーションを続けてよくしていくのかを決めるのは、もう少し待ってということにしたんです。

大きな選択肢としては、一つは、とにかく著作集を早く仕上げてしまいたいから、極端な話は、ここで入院のリハビリテーションを中止して、ほとんどの時間を著作集のお仕事にかける。もう一つの極端な選択肢は、著作集のことはまったくしないで、リハビリテーションとして歩行をはじめとする能力を上げていく。それからその二つの選択肢の中間がいろいろあるわけですね。

そのどちらをとるのかといったら、極端をとらないことは確かだ。だけれども、やはりどうしても著作集のほうが大事だということだったんです。でも能力向上の可能性をきちんと自分で確認したいから、そのあと二週間、ですから入院しての一か月というのは、著作のいろんな企画は進めるけれども、基本的には活動性を上げること中心の生活にして、いろんなことをやってみよう、歩く訓練ももっとやろうということにしてやっていったんですね。

**鶴見**　その間ずっと編集会議が続きました。

**上田**　それはこちらに来ていただいて？

**大川**　来ていただいて。

**鶴見**　編集会議を、社長と編集者が三人と、合計四人で来て、私の部屋で夜までやった。夕方まで。一日中朝から晩までべったり、もうくたくたでした。

**上田**　そのときは訓練はなしで？

**鶴見**　日曜日です。

**上田**　なるほど。

**大川**　でも日曜日も関節可動域訓練をやりましたから。ここはPT・OTも交代で土日出勤しますし、早出遅出もありますから、訓練なしという日はありませんでした。

**鶴見**　今は看護師さんについていただいて日曜日も歩いておりますけれど、その頃は日曜日は一応歩かない。

**大川**　やっぱり担当のPTがつかないとその頃は危険だと考えて、日曜日は歩行訓練はやっていませんでした。

**鶴見**　あの頃はまだ。

**大川**　それで入院後二か月程度たって、そのあとのことをご相談したときに、このまま入院していて歩行能力がどんどん伸びることは十分にわかった、いろんなことももっとできるようになるだろう、それもわかった。だけど先生も決してお若くはないので、どうしても今やっておきたいということを考えた場合には、とにかく著作集を早く仕上げてしまいたいと。ですから〈ゆうゆうの里〉に帰って、そのあと絶対にダウンはしない、少しずつでも歩く距離は伸びるくらいにはしてほしい。それが達成できるにはあとどのくらい必要ですか、というご質問になったんです。

そういうプログラムを先生が選択なさって、またその選択の理由も十二分に理解できましたので、それに従いましょうとお返事しました。その時点では、先生はリハビリテーションに関する自己決定能力は十分におありだと、いろんなことからの判断で、私は確信できるような状態まで来ていました。それで、そういう選択をなさるのであれば、そのとおりにしましょうということでプログラムを進めまして、それが約束どおり達成した時点で退院していただいたんです（一八二ページ表参照）。

**上田**　それが五月末ということですね。

**大川**　そうです。その前に、退院後にどうするのかということについてですが、「基本的には外来で、先生ぐらいの状態でしたら、本当は最初は二週間後、それから一か月毎の頻度

表　大川医師のカルテから

**1997 年 3 月 28 日**
退院時期につき話合う。

**選択肢**（大川から呈示・説明）
①8 月末（あと 5 か月）まで入院すれば、屋外歩行は坂道も自立（伊豆ゆうゆうの里での歩行は完全自立）
立位での ADL も自立
②5 月末（あと 2 か月）なら、屋外歩行は介助で 500 メートル位可能（介助者が理学療法士・作業療法士でなくても可）
「廃用症候群の悪循環」からの脱却可能（それまでの入院中に頻回訓練により生活全体の活動性を上げることで可能になる）
③5 月末より早く退院するなら、「廃用症候群の悪循環」からの脱却とはいえない。すなわち「寝たきり化」を防げるとはいえない。

上記①〜③と著作集執筆とのバランスで決めてほしい。

**結論**（鶴見さんの選択）
「寝たきりになる理由はわかった。これまで転んで寝たきりになるのだと思っていたが、毎日の生活全体の活動性が大事なのだということ。」
「寝たきりにならない最低ラインの②を選択し、とにかく著作集を完成させ、その後再入院してもっと活動向上させてもらう」（「残された人生は短い」から、でも寝たきりになってボケルのはイヤだから、とのこと）
＊私は①の方がよいと思うが、3 か月の差が大きいとのご本人の判断（人生短い……）。自己決定能力十分な方なので、当方としても了解。②でいく

※こうして、ただちに屋外歩行を開始し、②の目標を達成して、5 月 27 日、退院された。

で、拝見していきたいんですが」という話をしたんですが、「それは遠くて難しいだろう。しかしながら一応著作集がひと落ち着きしたときと、それから京都〈ゆうゆうの里〉に移るときの前に一度来たい。それはおそらく今年中になるだろうということを提示していただきました。そこで、それまでの間、伊豆高原〈ゆうゆうの里〉でどうしたらいいかを前提として、第一回入院のときの退院までのプログラムを組んだわけです。

## 退院してから

**鶴見**　私は今年一月から五月まで訓練していただいて、それで五月に退院いたしましたね。それから六か月経過したわけです、伊豆高原〈ゆうゆうの里〉で。そしてこのたび再度入院して、チェックしていただいたわけですね。そうしたら、今日も大川先生にも、関口さん（PT主任）にも中村さん（OT主任）にもみんな見ていただいて、大川先生が「低下してない」っておっしゃってくださったんですね。再度入院したその日に待ち受けていて、「低下していません。ここのレベルを維持しています」って。六か月ですよ。

**上田**　進歩しているんでしょう、むしろ。

**大川**　もちろん。外を歩く距離は増えていらっしゃるんですよね。

**鶴見**　はい。ここでは三〇〇メートルだったのが、向こうでは一日に最高三七〇メートルまでいきました。

**大川**　屋外歩行ですね。あそこは特に平地ではなくて、かなりアップダウンがありますよね。

**鶴見**　とっても坂が多い。

**大川**　むしろここの遊歩道よりも多いですよね。

**上田**　そこを歩いて？　それじゃ進歩している。

**鶴見**　それはどうしてかっていうことなんです。それはまず、中村さんと関口さんが退院のときに〈ゆうゆうの里〉までついていってくださって、向こうの職員で、病院に行ってリハビリテーションを一か月研修して、あとは自分で本を読んで、上田先生のご本や英語の本も読んでいる非常に研究熱心な人がいるんです。その人が中心になって、関口さんと中村さんに伝授を受けたわけです。それを細かく書き取ってほかの人に教え、それから自分で教わったとおりに私にやってくれたの。そうしてリハビリテーションの研修を受けた職員が何人かいまして、その人たちが本当に毎日一生懸命、私を歩かせてくれたんです。

そのためなんですよ。

その人たちが言うのには、「病院は——ここは別として——三か月で回転する。だから患者を三か月しか診ていない。しかしここは一生ものだ。病院から出てきて一生ここで暮らす人を長い間みていられるから、私たちはリハビリテーションの症例をたくさん積み重ねていくことができます。だからとても有利だと思います。だから一生懸命勉強します」と言って、すごく一生懸命なんですよ。

そういう人がいるために大変よかったんです。ですからこれから家庭でも、また有料老人ホームのようなところでも、養護施設でも、そういう気持ちで病院から退院してきた人を維持するか、あるいはそれよりいくらか進めるか、そういう形の長い目でのリハビリテーションが必要だなということを痛感して、私はとっても幸せだと思います。

**上田**　そういう人たちは普通は介護職員といわれるんですね。介護とリハビリテーションというのは、世の中では全然別のもののように思われているけれども、実はおっしゃるように、本当に融合しているんですね。背中合わせか、一緒になっていて、介護の人たちがリハビリテーションを勉強して、リハビリテーション的にちゃんとやってくれるということは非常にいいことですね。

**大川**　そうですね。私は今国立の研究所の老人ケア研究部（その後、再組織により生活機能賦活研究部に改称）にいて、その中にリハビリテーションと介護の両方を含んでいるんですが、介護とリハビリテーションの関係をどのように発展させていくかが私どもの重要な研究テーマだと思っています。リハビリテーションのためにも、介護のためにも。

## 再入院――欲望はふくらむ

**大川**　結果的に言って、外を歩く距離は順調に伸びていらっしゃるという状態で、今回またこちらにお見えになったということで、退院時に立てた計画は成功したんじゃないかと思っています。

**上田**　今回の入院は装具の作り直しが一つの目的ですね。

**大川**　装具の作り直しが一つございますね。それから次の仕事がまたいろいろと……。

**鶴見**　一か月プラス一週間。

**上田**　それで今回のゴールというか、今回の再入院の目的は？

**大川**　再入院の目的は決まっていたんですが、これもまた入院なさってからいろいろとご希望が新たに出ているものですからね。

**鶴見**　欲望がふくらんできた（笑）。

**上田**　大いにふくらませるべきなんです。

**大川**　「先生、欲がいろいろとお出になりましたね」とさっきも話していたんです。一回目の入院のときのエピソードであるリンゴむきなんですけれども、今日リンゴをむいていらっしゃるときに拝見して、「先生、もっと上手にむけるようになると以前にお話したけれども、その訓練はいかがです？」と申しましたら、以前は釘付きまな板の使用で十分とおっしゃっていたのが「もっと上手にむきたいわよ」とおっしゃいましたし、それからさらに、今度はニンジンをご自分でスティック状に切りたいというご希望が出ました。それまた「たやすいことですからやりましょう」という話になったんです。

あと、ほかに一番大きな目的は、京都のほうに帰られるとますますこちらとは遠くなります。しかも、今度はまた新しい環境なわけです。物的な環境が。伊豆と比べたら、部屋の中はある意味では移動しやすかもしれないけれども、逆に、例えば洗面台でいいましたら車椅子用にできているんですね。ということは、立ったときに低すぎるということと、かえってもたれにくい。

**鶴見**　下があいているから、膝をそこにつくことができない。

**大川**　鶴見先生ぐらいの状態でしたら、やっぱり立っているときに膝折れしやすいものですから、腰で前方にもたれて、膝をいかに膝折れしないような位置で立つのかはすごく大事なことなんです。

**上田**　京都〈ゆうゆうの里〉の設計図はちゃんともらっているわけ？

**大川**　いただいています。鶴見先生ご自身もちょっと心配なところはおありなようです。それで今回の再入院中に新しい環境に向けてのいろいろなアプローチ、お稽古をしていただくんです。

**鶴見**　今度はわりあいと外に連れ出してもらう機会が多くなると思うんです。

**上田**　俊輔さんが？

**鶴見**　はい。俊輔が私をいろんなところに連れていこうと計画しているんですね。

**上田**　いいですね。それは非常にいいことですね。やっぱり山姥になっちゃいけませんよ、〈ゆうゆうの里〉でも（笑）。

**鶴見**　車の、タクシーの乗り降りをもうちょっと楽に。今できますけれども。それから車椅子から椅子への移動も、もっとさまざまな椅子に対してできるようになりたいとか、それから階段も、できればどこかに行ったときに、少し段差があるところを上がったり下りたりできるといいなとか、いろいろ欲望が……。

**上田** それはなにも不可能なことじゃないですね。

**大川** 例えばタクシーの乗り降りにしましても、それから新幹線の利用に関しましても、これも先生はおできにならないと言って、前回の入院中は訓練はしないことにしていたものです。

**上田** 新幹線で今度行くんでしょう。

**鶴見** はい。もうやったんです。やって、とても快適だった。

**上田** どこへ行きました?

**鶴見** 京都。伊豆高原から京都へ行って帰ってきたんです。とっても快適で。

**大川** この新幹線に関しましても……

**上田** 初めはダメだと言われたんでしょう。

**大川** 「新幹線の利用はおできになるはずです」と言いましたけれども、「いいえッ。車で私は伊豆まで帰りますし、そのあとも新幹線なんか利用しませんッ」とおっしゃっていたんですよね(笑)。

**鶴見**　もうやっちゃった（笑）。とっても快適だった。

**大川**　新幹線の利用も、選択肢として提示したときに、具体的に駅とのコンタクトのとり方やその際の動作などもかなり細かい点までご説明して、先生とディスカッションしていましたので、先生はそれをちゃんと覚えていていただいて、安全に利用できた面があったと思います。

それでそろそろ講演をしようかなという気にもなっていらっしゃるんじゃないかなと、私は期待しているんですけどね。それで、外にいろいろと出ていく機会が多くなりますと、タクシーの乗り降りとか、ほんの数歩の段差だけでもご自分でおできになるかどうかで不便さは全然違うものですから……。

**上田**　行動範囲がまるで違ってきますね。ですから新しい課題がどんどん出てきます。

## ご家族とのインフォームド・コオペレーションも大事

**大川**　弟の俊輔先生も最近は結構、積極的になってこられたようですね。

**鶴見**　来年の三月には醍醐の花見に連れていくとか、もう何月何日ってスケジュールがちゃんとあるのよ。

**大川** でも最初の時期は、「やっぱり転んじゃいけないと弟が言っているんですよ」って、よくおっしゃっていましたよ。新幹線のことも実は俊輔先生からもストップがかかったんですよね。

**上田** 俊輔さんとは、僕もまだ電話でちょっとお話しただけでお会いしてないんです。この点はリハビリテーションの定石に合わないですね。ご家族とちゃんと話をしなきゃいけない。本人だけでなく、ご家族とのインフォームド・コオペレーション（情報を共有したうえでの持続的な協力）も重要なわけです。お忙しいし、離れていらっしゃるから難しいんだけれども、一度そういう機会を作りたいものです。

**大川** 以前一度作りたいとおっしゃっていただいているんですけれども、先生も私も忙しくてなかなかね……。

**鶴見** 俊輔もお会いしたいと言っているんです。

**上田** 今度京都に行く機会があったら何とか都合をつけてお会いするようにしましょう。

# 第八章　目標指向的リハビリテーション・プログラムと内発的発展論

## ——社会学とリハビリテーション医学との対話

**上田**　このへんで、これまでのお話を少し理論的にまとめて考えてみたいと思います。鶴見さんは社会学者として、日本やアジアの国の社会発展のあり方を長い間研究してこられて、「内発的発展論」という立場を確立された。私たちは本当のリハビリテーションとは何かを探究してきて、「目標指向的リハビリテーション・プログラム」というものに到達した。そこには何かお互い相通じるものがあるような気がしますね。

## 古いリハビリテーションは軍隊式

**鶴見**　私の立場から、ここの先生方の目標指向的リハビリテーション・プログラムとこれまでの古いリハビリテーションのやり方とどこが違うか、先生方のところでできることが他ではどうしてできないのか、考えてみたんです。考え方が全然違うんですよ。向こうでやっていることは、やっぱり軍隊式ですね。どうしてかというと、一人ひとりの事情というものは一応捨象するんです。

これは今までの社会変動論と同じです。つまりまず、あらゆる社会は同じように変動すると決める。そして原始、古代、中世、近世——日本だけ近世というんだけれども——、近代、超近代と段階的に発展していくものである、社会というものはあらゆる社会が。そしてそれは必然的にこういくんだと。必然論なんですよ。決定論なんです。

ですから、古いリハビリテーションでは最初、検査しますね。そのとき、あなたはここまでの人、あなたはここまでいく人と、決めてしまうんです。最初に到達点を決める。そしてその到達点まで同じような段階でいく。そういうふうに想定してあるんです。断定しちゃうんです。そうすればあとは簡単です。第一段階はこのようなプログラム、第二段階はこうする。第三段階はこうと、決まっているんですよ。だから、あなたはどういう段階の人、だから今の段階はこれをやります、これができたらここをやりますと、そういうことなの。

それだからこれは決定論であるし、個人というものの差を——それは考えなくちゃなりませんよ。軽症・重症というのはありますから——すべて軽症・重症だけで決めてしまう。だからやることといったら、みんな同じなのよ。

**上田** 今までのプログラムはそうなんです。

**鶴見** それが決定論。ここへ来てびっくりしたのは「目標指向的リハビリテーション・プログラム」。まず私がどういう暮らしをしていたか、そして今どういう状況で、これからどういうふうにしたいか。それを聞いてくださるんだけれども、それよりももっと驚いたのは、決めつけないということ。あなたはこの程度の人ですからこの程度のところで終わりですよというふうに到達点を決めない。これまでのリハビリテーションの決定論、必然性論に対して、目標指向的リハビリテーション・プログラムは可能性論だと思います。可能性を引き出す。だから到達点を最初から決めない。そしてあなたはどういうふうにしたいですかと聞いてくださって、私がしたくても、できるかできないかはわからない。だから可能性を引き出しながらやってみましょうと。

先生方はやっぱり、大体この人はここらへんの可能性はあるだろうということは、お考えになってると思うんです。ところが、やっているうちに変わってきます、ということもおっしゃる。だからこの程度と思っても、やっていればもっといくかもしれない。もっといかないかもしれない。それはわからないから、まず可能性を引き出していってみましょうというの。そしてこちらの意欲を挑発するのよね。こっちの意欲を引き出す。だからこれは教育論なのよね。リハビリテーションというのはやっぱり教育なんでしょう。

**上田**　これは広い意味の人間教育ですよ。

## 目標指向的リハビリテーション・プログラムは可能性を開花させてくれる

**鶴見**　だからこちらのもっている埋蔵資源を、この人がどの程度自分で可能性を開花させるかを、そちらの先生が助けてくださるわけよ。助けるというより、励ましてくださる。だから一人ひとりプログラムが違うということが、まず最初にわかって驚いたんです。だから贅沢だなって。

というのは、少量頻回訓練というのを言葉じゃなくて実行していらっしゃる。今日はこれだけ歩いた、ハイ終わりましたじゃなくて、疲れたら休んでいらっしゃい、またあとで来ますよとおっしゃるでしょう。これはびっくりしたのよ。今までそんなことはないのよ。何時から何時まで歩いて、疲れようが疲れまいが、そこでおしまい。ちょっと疲れたら待っていらっしゃい、私がまた来ますよというのは大変よ。いちいちそんなことをやっていたら。

だからこれをしないのは、おそらく他の病院では面倒なのよ。いちいち一人ひとりの可能性を引き出すなんて、これは大変。

もう一つはチームワーク。今までの病院では、ＯＴはＯＴ、ＰＴはＰＴ、それから私は言語治療はやらなかったけれども言語治療は言語治療、それから心理は心理って、みんな決まっているのよね。そして別々に、今みたいな段階的発展論でやっているわけ。

だけど、こっちは全部で、この人をどうするかというのでOTもPTも一緒になって考えて、そして一緒になってやっている。誰がOTで誰がPTだかわからなくなっちゃうのよ、やっているうちに。そして一緒になって私を助けてくださる。これはすごいわね。そんなことはほかの病院ではありえない。

**上田**　こういうやり方を作ったのは大川先生なんですよ。リハビリテーションの基本的な考え方というものは、私はアメリカで学んできて、さらに自分なりにもっと発展させて、今から思っても最初から目標指向的にやってきました。つまり、この人はどういう人生を創っていくのかを最初から一人ひとり別々に考えて、すべてをそれに向けてムダなく進めていくということですね。しかしそれを理論的にきちんと定式化するうえでは大川先生との討論が非常に役に立ちました。それだけでなく、その思想を最も具現化する「目標指向的リハビリテーション・プログラム」の技術とプログラムをきわめて具体的なやり方まで確立してくれた、つまり、訓練は病棟でやるのが基本であるとか、PT、OT、ナースが病棟の場で協業をするとか、もっとたくさんありますが、そういうことを実現してくれたのは大川先生です。これは私は日本一だと思っているんです、本当に。

**鶴見** 上田先生の『リハビリテーションの思想』を読んだときには、「目標指向的リハビリテーション・プログラム」というのはなかった。

**上田** そう、あのときはまだ始まったばかりで書けなかったんです。あれ以後すぐなんです。もう約十年になりますね。

**鶴見** そして『リハビリテーション――新しい生き方を創る医学』（講談社ブルーバックス）を読んだときに、最後にその話がくっついていて、こういう先生方がやっていると、そういうふうにお書きになっていて、それですごく興味をもって、「目標指向的リハビリテーション・プログラム」を私は受けるんだな、これはうれしいと、そう思ってやって来たんです。

## 段階論を超えて

**上田** 先ほどのお話に対するコメントなんですけれども、今までのリハビリテーションと言われているものが、非常に段階論的であったというのは……。

**鶴見**　発展段階説、これはマルクス主義でも近代化論でもみんな同じ。

**上田**　非常に段階主義的であったということはそのとおりで、私たちは段階論的な考え方、アプローチではなくて、目標指向的なアプローチということを言っているわけです。

段階論的というのは、たとえ話で言いますと、デパートならデパートのエスカレーターを何階まで上れるかというだけなんですね。上るルートは決まっているわけです。エスカレーターで上って一番上の階まで行けた人が一番優等生で、途中までしか行けなかった人はそれで終わりという、単線的な思考なわけです。

**鶴見**　そう、単線思考です。私の言う単系発展説。

**上田**　ええ、一つしか発展の道はなくて、言葉を換えますと、山なら何合目まで登れるか、登る山は一つで、登るルートも一つしかないという、そういう考え方なんです。

私たちの目標指向的というのはそうではなくて、目標は複数あるという考え方。山がたくさんあって……。

**鶴見**　登り方も違う。

**上田**　そうです。Aさんが登る山とBさんが登る山は全然違っていていい。全然違った生活・人生をすごしてきた人たちなんだから登る山が違うのは当然です。登るルートも当然違います。

先ほど軍隊式だとおっしゃいましたが、それは単線的であるうえに最初に判断してどこまでいけるかを一方的に決めちゃうということですね。

そんなことは生物としての人間しか見てないからできるわけです。麻痺の程度がどの程度か、といったことだけですね。しかも、そういうマイナスの面しか見てないわけですね。引き出しうるプラスの程度を見ていない。

二重の誤りを犯しているんです。つまり、人間は生物でもあるが、それだけではない。いろんな歴史を背負った人生、そういう人生を背負ってきて、これからも自分の人生を背負っていく人である。右手が悪いとか左手が悪いということはその一部にしかすぎないのに、それだけで全部を判断してしまうという過ちが一つ。

それから悪いところしか見ないという過ち。同じ麻痺の程度であったとしても、いいほうの手足がどれだけの潜在能力をもっているか、精神的にどれだけの立ち直りの力（コーピング・スキル）をもっているか、それこそ埋蔵資源がどれだけあるかという、プラスの程度によって全然結果が違ってくるはずなのに、それを見ていないという二重の過ちです。

このようにきわめて単純化したところで人を判断してしまって、それでこの人は三合目までしか登れない人だ、五合目までしか登れない人だというふうに決めていくわけです。これはやっている人にとってはとても楽なやり方ですが、患者さん本位のやり方とは言えない。

**鶴見**　本当にそうですね。

**上田**　ところが、私たちの考えというよりも、リハビリテーションの本来の考えは、その人に最も望ましい人生を構築するということです。もちろん体の条件というものを無視することはできません。ですから、今のこういう麻痺などのマイナスの状態はこのぐらいある。それを訓練していけば、ここまで改善していけるということが一方。それから残っている能力と、それに加えて引き出して伸ばしていける心身の隠れた可能性、それこそ埋蔵資源がたくさんあるから、そういうプラス面を正しく診断する必要がある。

今までの医者は、そういう健康なものとか、隠れている健全なものとかを診断するということは教わっていないんですよ。今までの医学は正常なことは当たり前と考えて注意をほとんど払いませんでした。リハビリテーション医学が初めてそういうことをやりだしたわけです。そしてやってみると、同じ正常といっても実は非常に大きな個人差があり、それを考えに入れないでは目標や方針などとても立てられないのです。

では、先ほどの話のように従来のプログラムではそういうことをなぜやっていないかというと、一人ひとりよく見るのは大変であるということもあるけれども、実はそういう技術や能力をもっていないのです。そもそもそういうことが大事であるということさえ教わっていない。どうすれば隠れた能力を診断できるかという、その基本線さえ学問的に教わっていないということもあるわけです。そういう現状は非常に残念です。

## 一人ひとりに最もふさわしい目標を選択

**上田** 私たちの考え方のように、リハビリテーションというのは、一人ひとりの人に最もふさわしい、生きがいのある人生を創ることだというふうに考えれば、登る山がそもそも一人ひとり違うわけですね。

**鶴見** そうです。

**上田** しかし、健全な人でも誰にでもマッターホルンの北壁を登れるわけではないというのと同じように、体に障害をもっていると、その程度に応じて、例えば富士山はやっぱり無理だけれど、八ヶ岳級の山ならばどこでも登れますよ、ということは言えます。そうすると、具体的に、あなたならばこの山とこの山とこの山は登れます、間違いなく登れる。もちろん今すぐじゃなくて、訓練をちゃんとやって、積み上げていけば登れます。それは専門家として保証します。あなたはどの山が登りたいですかとか、それこそ鶴見さんが子供のときにご両親から「あなたは何が欲しい？」と言われたのと同じことで、それを選んでもらう。

それを選んでもらったら、この山に登るという目標はそこで確立するわけです。ですから先ほどおっしゃったように、目標なしでやっているわけではないですね。目標はちゃんともっているんです。しかし、それは一人ひとりオーダーメイドな目標で、本当にその人とご相談して、その人に選んでいただいて決めるのです。専門家が一方的に決めるのではない。専門家は複数の選択肢を提出する。これは不可能なことをやろうとしても無理ですから、可能なこととしては、これとこれとこれとができます。あなたの人生にはこういう可能性があります。この中から選んでくださいと言います。

山を選んだら、じゃあそこに登るのには、どういう登攀コースが一番いいだろうかというコースを次に複数の候補の中から選んでください、そのためにはどういう装備をして、どういう日程で登ったら一番早く安全に登れるかという計画も選んでくださいというように行く。これが専門家の専門性と患者さんの自己決定権とを正しく両立させる方法なのです。これを私たちはインフォームド・コンセントを一層発展させたインフォームド・コオペレーションと呼んでいます。

このような手続きでそういうプランを作って、それをチーム全体のものとして、ＰＴはこう、ＯＴはこう、とばらばらにやるのではなくて一緒にやる、しかしＰＴとＯＴはやはり得意な分野が違いますから、それをうまく組み合わせることによって力を非常に発揮できるようにする。山登りのときにもいろんな役割を分担するのと同じです。しかし登る山とか登るコースとか計画というのはみんな共通に理解している。そういうことでやっていくのが目標指向的な協業なんですね。

## 目標は内発的に選ぶ

**上田**　このようなはっきりした目標があって、それに向けて目標指向的リハビリテーションがあるわけです。本人にとっても専門家にとっても積極的な考え方が大事ですが、決してお尻をたたいてスパルタ的に頑張れ、頑張れとやる積極ではないんです。

**鶴見** だからその目標は、内発的に選ぶんですよね。それが内発的発展なんです。

**上田** そうです。内発的に選ぶんですが、与えられた条件下でというのはあるわけです。

**鶴見** それは選択肢ですよね。

**上田** 選択肢です。ですから無限に可能性があるわけではないです。ある程度しぼられるんですね。しぼられるんだけれども、それをいったん選択して、その山に登りますね。しかし私たちはそこで終わりだと思っていないんです。リハビリテーションは人生を相手にする。人生というのは続いていく……。

**鶴見** そう。それだから可能性は開けていくんですよね。

**上田** 開けます。まずこの山に登ります、次にこの山に登りますというように。

**鶴見** そうすると、そこまでいくとその次が見えるんです。

**上田** その次が見えます。高い山に登ればあたりが見えます。そうすると今度は次のあの山に登ろうということが出てきますね。そのときにもご相談にのって、その山から見える「あの山に登りたい」「あの山なら大丈夫です。しかしあっちの山はちょっとまだ無理でしょう」というような、そういう専門家としてのアドバイスはちゃんとしていきます。

リハビリテーションは一生続く

**鶴見** そういうプロセスが一生続くわけですよね。

**上田** 一生続くんです。

**鶴見** ここで終わりというんじゃない。

**上田** リハビリテーションに「ここで終わり」はないんです。しかし、リハビリテーションが一生続くといったり、それからリハビリテーションは二十四時間——寝ている時間を除いた十六時間——のものです、生活全体がリハビリテーションなんですなどと言うと、ごく素朴に、朝から晩までハードな訓練をやっているのかとか、一生毎日病院に通わせて訓練するのかとかいう誤解がすぐ生じるんですが、それは「リハビリテーション・イコール・訓練」と考えることからくる誤解です。鶴見さんにはそうではないということは体験でもうおわかりだと思います。一生続くといったって、本当にときたま、何か月に一回ぐらい病院に来ていただいて、訓練ではなくて、お話をよくうかがって……

**鶴見** チェックしているのね。それで新しい目標をもう一度立て直す。

**上田** 今の生活・人生の状態をチェックして、それから議論して、新しい目標を一緒に考えて、そしてその目標を立てる。

もちろんかなり新しい目標を立てて本格的にやろうというときには、再入院していただいたり、少し頻繁に外来に来ていただいたり、そういうことはありますけれども、それはまたそれで目標を達成すれば、しばらくは時々チェックし、相談にのるというやり方に戻ります。

そういう感じで断続的に一生続くというものと考えているわけです。実際私の患者さんで、二十年、三十年、そういった断続的な付き合いが続いている人が何人もおられます。ところが今までは、何か月かはそれなりにやるけれども、病院を出たらもうそれでリハビリテーションは終わり。終了とする。しかし本当の意味の終了はないんです、リハビリテーションというのは。人生が相手ですから。

**鶴見**　ないですね。それは人生そのものなんです。

## 自己決定権と自己決定能力

**大川**　内発的ということにも関係するのかもしれませんけれども、結局どれを選ぶのかというときに、こちらがいいところと悪いところ、プラス・マイナスをちゃんと提示したうえで、いろんな選択肢がありますというお話をするわけですけれども、同じものを提示したって、そのときのいろんな考え方、感じ方で、どれを選ぶのかがかなり変わってくるわけです。やっぱり正しい選択ができるような能力というのもあると思うんですね。

**上田**　確かにそれがある。自己決定権には自己決定能力が伴わなければならないということです。

**大川**　ですからリハビリテーションではその自己決定能力を伸ばすということも同時にやるべきだと思うんです。具体的に鶴見先生の場合で言えば、一番最初に私がお話ししたときに、すべての選択肢は私は最初からご説明申し上げたんですけれども、先生は全部「できない、できない、できない」、「無理、無理、無理」で終わってしまったわけですね。でも三日後ぐらいにはまた変わってきたし、また一か月では変わりましたし、二か月めではどんどん変わっていきましたよね。

**鶴見**　変わってきたのよ。それなのよ。

**大川**　でもそれは先生が、ある意味ではご自分がもちろん変わられたんですけれども、変わるいろんなプロセスにこちらがかなりの点で影響したと思うんです。

**鶴見**　そうよ。

**大川**　むしろ最初から意図的にそういうふうにやっていったんですね。だからそういうプロセスもリハビリテーションとしてはたいそう大事だなと思うんです。

**鶴見**　そう。だから可能性というのは開けていくんだから、固定するという考えと全然違うのよ。目標を、到達点を固定して、そこへの段階を決めてしまうんじゃなくて、目標自身が開けていくのよ。それが素晴らしいと思う。

**上田**　もう一つ、大川先生の言われたことで非常に大事なことをちょっと違った角度から言いますと、私たちは患者さんの自己決定権というものはとことん尊重しなきゃいけないと思っているわけです。医療全般がそうですが、特にリハビリテーションというものは、患者が受け身では目的を達せられない、患者さん本人が能動的に新しい人生を創造していくものだからです。医学のどの分野にも増して、患者の主体性が強くないと困る。

しかし、患者さんは生まれて初めての病気になって、自分の病気というものに関して情報をあまりにもわずかしかもっていないわけです。そうすると自己決定権はもっているけれども、自己決定能力に非常に制約がある。自己決定するにあたって、情報が足りなすぎる。それから追い詰められた気持ちでいると、なかなか冷静な判断ができにくい。

それから、鶴見さんのような、今日初めてうかがって感心したんだけれども、子供のときから「あなたは何がしたい？」というチョイスを常に迫られて、選択—決断ということを重ねてこられた方は、こういう場合になっても本当に合理的な判断ができやすいでしょう。

しかし一般の日本人は概して言われたとおりやるのが「いい子」だということで、幼稚園から始まって、小学校からずっと先生の言うとおりにやるのが一番「いい子」だということになって、それに慣れてきています。自分で判断したり主張したりしないで、期待される役割を演ずることが一番いいんだというふうになってきていますから、そういう人に対して私たちが急に選択肢を出して、さあ選んでくださいと言うと、「私にはわかりませんから、先生、一番いいのにしてください」と言われるわけです。「じゃあ本当にいいんですか」と言うと、それはあとになれば、「あのとき間違ったのを選ばれた」とかなんとか言われるに決まっているわけですね。やっぱり責任をもってもらいたい。一緒に選んだんだから、一緒に決めたんだから、責任をもってもらいたい。自分の人生なんだから自分で責任をもってくださいといいたいわけです。

## 自己決定能力を高めることもリハビリテーションの重要な目的

**上田**　自己決定をこっちは迫るわけです。決定したことには責任をもってもらう。だから同じ方向を向いて協力する。こちらは山に登る手助けをしてあげているのであって、登るのはあなたなんだから。あなたが選んだ山に、選んだ道で、選んだコースで登るんだからというふうに。ところがなかなかそれができにくいわけです。日本人はそういう機会が少ないまま来てしまった。しかし、やはりその過程自体が自己決定能力を高めるのに役立つわけです。このように自己決定能力を高める人間教育ということもリハビリテーションの大事な役割なんですね。

**鶴見**　ただ、うちの親はずるいと思ったのよ。「あなたが決めなさい。私たちはこれだけのものを提供できます。その中であなたがどれが欲しいか言いなさい」って言うでしょう。そうすると失敗したらあなたの責任ですというのよ。だから親はずるいなって。だけど自分が責任をとるんだって思うから、決定するときは一生懸命考えるのね。

**上田**　それが医療で今批判されているパターナリズム（温情主義・家長主義）と、患者の自己決定権を尊重することとの違いなんですね。日本はあまりにもパターナリズムが強い。

あらゆる面で強い。家庭でもそうだし、学校でもそうだし、病院でもそうだし。しかし、鶴見さんは素晴らしい家庭教育をお受けになった。ご両親はずるいんじゃなくて、強い人間、自分で責任をとれる人間にするために、そういうことを子供のときから教えられた。

**鶴見**　強い人間にしようとしたんだと思いますよ。だから私は「どうしてそんな病気になっても元気なの？」と言われるから、「私は本当にきつい女なのよ」って言うんだけれど、きつく育てられたんだと思いますよ。

**上田**　それは素晴らしい教育ですね。私たちはそうでない方が多いものだから、リハビリテーションを通じて、そういう自己決定能力をもっともってもらおう、強めてもらおうということを考えているわけです。

**鶴見**　大変だわ。これまでの教育をひっくり返すんだもの。

**上田**　だから人間教育なんです。

**鶴見**　私は本当にリハビリテーションは「教育」だと思う。

**上田**　その人間教育の方法が、選択肢を提供して、よく説明して、プラスとマイナスとの両方を説明して、すぐ即答してくれと言いませんから、しばらく考えてからでもいいから最終的には選んでくださいということです。

例えば鶴見さんの場合だって今回再入院していただきましたけれども、それは鶴見さんとよくご相談したうえで、やはり著作集をまとめるために、いったん退院されてそれに専念していただき、それが一段落したところで、残しておいた仕上げをしましょうという以前からの計画でやっているわけです。

つまり、あらゆることについて、選ぶ必要があれば選んでもらう、選ばないときでも理解して納得してやっていただくということを、こちらが意識してやらないといけない。みんながみんな鶴見さんのように納得しなければやらないという人ばかりじゃないんですから。

納得しなければやらないというのは患者さんの理想像なんですね、私たちにとっては。

**鶴見** そうなの？ でも困るんじゃない？ 納得させなければならないと。

**上田** 納得させなければならないというのは、アメリカの患者さんはみんなそうだったんです。

**鶴見** そう？ それで向こうが拒否したり。

**上田** 拒否したのをいかに説明するか、私は一晩家でよく考えて、次の朝行って病室でよく説明する。「それならわかった。やろう」と言われるととても気持ちがいいですね。そういう形で、自己主張をして積極性をもつところまでもっていくことがリハビリテーションなんです。そうじゃないと、本当に精神的に自立した人間にはなれないわけですから。

**鶴見** いや、あまり自立しすぎていて困るのよね、私は。

**上田** いやいや、しすぎるということはありえない。

**鶴見** わがままになっちゃうんです。

**大川** わがままということですけれども、先生の小さい頃のことは、それは教育としてきちんと意図してご両親がなさっていたことだと思うんです。たしか、おじい様（後藤新平〔註1〕）も含めてだと思うんですけれども。

ただ、医療の専門家として気をつけなければいけないことは、ご本人が希望なさっているからただそれをやることがいいことだ、みたいになりがちな専門家たちが一方でいることです。自己決定権を尊重するというのはそうではなくて、自己決定能力がきちんとあるかどうかを見極めて、そして専門性に立ったきちんとした選択肢の提示をしていくということ、そしてその後の再確認ですね。それを繰り返していくことが絶対にそのプロセスとして必要なことだと思います。

**鶴見** だからやっぱり時々帰ってきてチェックしていただくことが必要なんです。

**大川**　そうですね。それともう一つは、それと同時に自己決定能力をもっと高めようということを一緒に続けていくという、そのことが非常に大事じゃないかなと思います。

## 一人ひとりの人生を一緒に創っていくことの面白さ

**大川**　鶴見先生は「一人ひとりにプログラムを違えて進めていくということは、先生、すごく大変なことじゃないですか」って言われたんです。でも私は「大変ではなくて、それが楽しくて私はリハビリテーションをここまでやってきたんですよ」ってお話をしたら、「ああ、そうなんですね」と言われましたね。

**上田**　決まりきったことをやるだけだったら、こんなつまらないことはない。先ほどおっしゃったようにメニューが決まっていて、これが終わったら次はこれ、それが終わったらその次、これ以上できなければそこで終わりというのだったら、これは全然面白くもなんともないですよ、やっている人間にとっては。創造性がない。

**鶴見**　面白いと思ってやっているかしら、やっている方は。

**上田**　ほかの人のことはわかりません。しかし私は面白くなかったらやらない。医療の中でもほかのことをやります。だけどリハビリテーションが面白いんです、とっても。

**鶴見**　面白いと思ってやっている人は、とってもこちらによく響いてきます。例えば伊豆高原〈ゆうゆうの里〉の職員で一生懸命研究してやってくれた人、この人はとってもよくやったって先生に言っていただきましたけれど、この人は面白いと思ってやっているの。

**上田**　そうでしょう。

**鶴見**　だけど普通、面白いと思ってやっているんじゃなくて、職業としてただやっているんじゃないですか。

**上田**　職業って、面白いものだと思うんですがね。

**鶴見**　私は自分の職業が面白いと思ってやってきましたけれど、面白いと思ってやっていれば、私、違ってくると思うんだなあ……。

**上田**　やれば面白いはずなんです。やっぱり今までの教育で面白いように教えなかったんですね。今はただ生活の手段だけだと思ってやっている人でも、本当のやり方というものを経験して、自分の考えたことが本当に一人ひとりの患者さんに役立つということを経験したら、面白くなりますよ。

**鶴見**　だけど今まで受けた訓練は、本当に私は患者の立場から批判したり否定したりできない。というのは、なにしろ無事にここに来るまでにしてくださったということは、私としても感謝しています。それでここへ来て初めてリハビリテーション医学には流儀がある。非常に違った考え方と違った技術をもった、つまり踊りに花柳流とか藤間流とか西川流とかがあるように、リハビリテーションにも流儀があるんだということがわかりました。いろんな流儀を渡り歩いてきて面白かった。つまり私の専門は比較社会学ですから、私はリハビリテーションの比較社会学をすることができてよかったと思っています（笑）。

**上田**　なるほど。

**鶴見**　そして自分にとってどれがいいか、どれが好きかということを選ぶことができます。だけどどれが悪かったと言えないのは、なにしろ今まで無事にここまで来させてもらったんだから、それは感謝しています。

## 個人史から出発するという点での共通性

**上田**　私たちのこういう目標指向的リハビリテーション・プログラムは、鶴見さんが経験されたように、それから先ほどもおっしゃったように、従来のものとはまるで違う、流派が違う。だから私たちとしては大いにこういうやり方を広めたいわけです。

**鶴見**　それは患者の立場としては、広めていただきたいですね。

**上田**　ところが、そういうことを医学の中のリハビリテーション以外の専門の人に、私たちはこういうことを大いにやっているんですと言うと、そんなのは当たり前じゃないですかと言われることがあるんですよ。

**鶴見**　当たり前だけれども、実行されてないの。

**上田**　だからある意味では当たり前のことなんです。リハビリテーションの本質を真面目に実行しようとすれば、そうなるのは当たり前で、他の科の人はリハビリテーションはそんなことは当然やっているものだと思っている。それがやられてないという現状が非常に残念なんです。

**大川**　当たり前のことを丁寧にやるのって難しいですね。

**鶴見**　大変難しいのよね。

**上田**　もう一つは、先ほど言いましたように、将来のいろいろな人生、あなたにはこういう人生が可能です、こういう人生が可能ですという、人生の設計図を数種類お見せするということは、これはかなりの知識が必要なんですね。広い人生というものを知らなければできない。

私たちがリハビリテーションにおいて昔から心がけてきたのは、その人の過去、その人の職業、その人の趣味とかライフスタイルなど、そういう実際の生活をきわめて具体的に知るということです。鶴見さんの場合は大体こういう方だということはわかっていたから、あまり詳しく根掘り葉掘りは聞かなかったかもしれませんが、それでも写真を持ってきていただいて、そのほかにも結構いろいろとうかがいましたね。ほかの方の場合には、職業やライフスタイルの本当の具体的な姿がわかるまで、かなり根掘り葉掘り聞くんです。

そのうえに立ってその方の人生設計を一緒に考えるわけですが、そういうことを続けますと、さまざまな人生があるということについて非常に知識が増えてくるわけです。本当に十人十色の人生がある。それがまた実に面白い。これはそういうことを面白いと思う人でなければ務まらないんじゃないかと思うけれども、小説を読むぐらい面白い、本当に一人ひとりの人生というのは。

**鶴見**　小説より面白い。私は社会学でも個人史調査がとっても好きなんですよ。だから一人ひとり来し方、これからやりたいことを聞くのがとっても好きだから、そういう点でも似ていると思うんです。

**上田**　そうですね。その個人史をどうやって理論的な体系に組み上げていくのですか。

**鶴見**　それが面白いんです。つまり個人史と社会、個人歴史性と社会歴史性をどうやって結びつけるかというのが私の最初の出発点で、最後なんです。

**上田**　なるほど。それをもうちょっとお聞きできますか。

**鶴見**　それが発展論なんですよね。例えば最初にやったことは移民研究です。日本の移民がカナダに行く。カナダに行ってどういうふうに変わるかとか、それから戦争がありますから、戦争体験は大変に苦労したんですよね。そして戦争になってどういうふうに変わってきたか。それぞれの時期にやっぱり価値の転換があるんですよね。その価値の転換というのがすごく面白いんです。

それを一つやったのと、それから水俣《みなまた》ですね。水俣病の患者が、水俣病になることによって、それ以前と以後でどういうふうに変わったか、それから身体の問題がありますから、身体が障害を受けることによって、どういうふうにその人の魂が、考え方が変わってきたか、行動が変わってきたか。水俣病の襲来によって共同体が壊れていきますから、その共同体の再生に向かってその人たちがそれを建て直していく、その目標に向かってどのように個人が変わり、その個人が立ち向かっていったか。そういう個人史と社会史との関係、それが私の一番面白いと思うテーマなんですよ。

**上田**　私たちの仕事も一人ひとりの患者さんの人生を個人史として全体的にとらえて、それに基づいて個別的なプログラムを立てて進めていくのが基本です。しかし、それで終わるわけではない。結局はそういう個別性から出発して、個別性をすべて包含できるような、とりこぼしのないような、豊かな普遍的理論へと組み上げていくのが目標なんです。そういう意味ではとてもよく似ていますね。

## 内発的発展論と目標指向的リハビリテーション・プログラムの接点

**鶴見**　例えばマルクス主義の理論だったらどういうふうにするか。近代化論だったらどういうふうにするかを考えて、私は「内発的発展論」を最後に考えついたんです。私の場合には自然生態系と人間の問題、人間と自然との関係が特に水俣病のケースでは問題になっている。それが今、地球的規模の問題になっているわけです。

そしてその中で個人の創造性というのは大変面白いんですね。社会が個人を形成するだけではなくて、個人が社会に対して新しい文化、新しい価値、新しい社会構造を作っていく。ベンチャービジネスの問題を今朝もテレビでやっていたけれど、創造性の問題がこれから非常に大きい問題として出てくる。

創造性の問題に、先生方のやっていらっしゃる「目標指向的リハビリテーション・プログラム」というのはドンピシャにつながってくると思うんですよ。つまり、あなたはこうこうこうですからこういう人生を歩みなさい、あなたは障害者になったからこういうふうにしなさいと、それが今までのリハビリテーションのプログラム。だから一律でいいんですよ。誰でも同じ。しかしこちらでは、新しい価値を創造していく主体にあなたがなるんですよということを、医学の立場からどういうふうに助けていくか、引き出していくか、それをやっていらっしゃるわけでしょう。

だから私の考えている「内発的発展論」にすごく結びついているんです。だから過去の経験、過去の蓄積とそれから障害を受けてから新しく築いていくものとの関係をどうやっていくのかという橋渡し。

**上田**　そうです。まさに私たちが考えているのは、過去と現状を踏まえて、未来にどういう発展をするか。そしてそれをどういう形で援助するか。しかしその方法を決めていただくのは最終的には一人ひとりの個人である。

**鶴見**　しかも個人にとっても、必然的にこういう段階で発展していくんじゃないんですからね。偶然性というものがうんと出てくるんですよね。だから歩いているうちに、偶然こういうふうに歩いたらいいということを自分で発見するということがあるので、とっても面白いんですよ、リハビリテーションというのは。

**上田**　鶴見さんの最新のご本である『日本を開く――柳田・南方・大江の思想的意義』（岩波セミナーブックス）をとても興味深く拝見しました。これは岩波市民セミナーでのお話をまとめたものですね。その第一日で鶴見さんは夏目漱石とタルコット・パーソンズ（社会学者）のとらえた「内発性」というものを対比させて論じておられる。

夏目漱石は「現代日本の開化」という講演の中で「西洋の開化（即ち一般の開化）は内発的であつて、日本の現代の開化は外発的である」と言っている。この現代というのは明治四四年（一九一一年）です。しかし「一言にして云へば開化の推移はどうしても内発的でなければ嘘だと申上げたい」、だけど残念ながら日本にはそれだけの力がない。だから「現代日本の開化は皮相上滑りの開化であると云ふ事に帰着するのであります」ということになります。これは私も実は戦後間もなくの十四歳のときに漱石全集を買ってもらって全部読みまして、中期以後の小説などほとんどわからなかったのですが、これだけは非常に強く印象に残った言葉です。日本の医学やリハビリテーション医学を考えるときに、いつも頭の片隅にこの言葉が鳴り響いていたような気がします。

戦前の日本医学はドイツ医学一辺倒だった。戦後はそれがアメリカ一辺倒になった。私もアメリカに行ってリハビリテーション医学を学んだものだから、上田のリハビリテーションはアメリカの直輸入だと言われもしました。しかし私はやはり「日本のリハビリテーション」というものを作らなければ根なし草になる、徒花《あだばな》にすぎないと思ってきました。リハビリテーションの基本はアメリカに行って学んだ、しかし、それを日本の土壌で育てるべきで、アメリカと日本はまるで違うのだから、細かいことまでいちいち真似をしたのではダメだと思ってやってきたわけです。そういう意味では、はじめは外発的だったものを一生懸命に内発的にしようとやってきたと思います。

パーソンズたちは外発的なほうがいいと考えた。お手本がある。だからお手本を学べるほうが有利じゃないか、というわけですね。しかしこれは基本的な文化の違いを無視して、鶴見さんのいわゆる単系発展説で、どうせ同じことをやるのだから、お手本を真似すればいいほうが楽じゃないかということですね。しかしそれは根本的に違うのです。それでは植民地になってしまう。実際の社会でも、学問でもそうです。

**鶴見**　そうなんです。

**上田**　しかし内発的発展論というのは排外主義ではないんですね。これは大事な点だと思います。第三回の講義への質問に答えて、鶴見さんは「独創性とか創造性というものは、同質なものをいくら追求しても同じものは出てこない」、「まったくちがうもの、……異質なものを結びつけることに成功したとき、はじめて独創性は生まれる」、『日本を開く』というときに、……自分自身のなかにある根と外にあるものとを格闘させることによって、はじめて自分の根を探り当てることができる」、と言っておられます。これに私は非常に共感します。

私はアメリカに行ってリハビリテーションの基本的な思想を学んだ。これはアメリカのような人権意識や自立意識の強いところでなければ生まれえなかった思想なのです。ヨーロッパでさえ生まれなかった。しかし、その思想を私は日本のこの社会に住んでいる日本の患者さんと一緒に育てようとしてきた。アメリカで生まれた思想を日本で生かそうとしてきたのです。その結果は、少なくも部分的には「本場」のアメリカを超えるところまで来たと思います。ある意味では私のリハビリテーションは鶴見さんが言われるような内発的発展をしてきたのだと思います。

**鶴見**　上田先生はアメリカで学ばれたリハビリテーション医学を、日本の土壌で、日本の患者さんを対象として実際に治療してゆかれることを通して、理論の再構築をしながら、それと見合った技術と医師と療法士と看護師と患者との新しい人間関係を育てあげられた。理論と実践における再創造を、成し遂げられただけでなく、成功した症例を今も出し続けておられるところが素晴らしいと思います。私もその恩恵を蒙っております。

日本はリハビリテーション医学の後発国でありながら、上田先生が国際リハビリテーション医学会の会長を務めておられるのは、近代化論風に言えば「おくれてきたもの」の寄与が認知されているということを示すもので嬉しいことです。

**上田**　ありがとうございます。

**鶴見**　それでは日本の中で内発的発展論が成果を上げている事例はあるのか、と言いますと、例えば水俣の自然と人間の破壊から再生への運動とか、大分県の一村一品運動による過疎地域の活性化とか、挙げることはできますが、いずれも発展途上例であって、成功例というものではありません。

考えてみると「内発的発展論」というのは、倒れる前は理論として、理屈として考えていたと思います。しかし、今は本当に自分の中にある内発性、それをどうやって展開させていくか——内発性っていうのは、一度出てきたらそれで終わりっていうものじゃないんですね。それをどのように展開していくか、その可能性を伸ばしていくか、それが上田先生のおっしゃる「目標指向的リハビリテーション・プログラム」というものと、まったく理論的に、思想的に一致するものだと今考えています。ですから、内発的発展論はリハビリテーションにも役に立つものだし、それから自分で内発的発展論を実感として体得している、というふうに考えています。

ですから、私が今考えていることは、倒れる前にやってきたことが、今新しい意味をもって私の中に甦っている、私を支えている、この展開を今私が不断の努力によって進めていくことができる、そういうふうに考えています。

内発的発展論の「内発性」ということの意味を、今実感として、私の身の内に感じ取っている。そしてこれを、社会発展の理論として、それから人間の発展の理論として——人間の発展の理論であると同時に社会発展の理論である、そういう意味をもっているのが内発的発展論だと思うんですけれども——、これを死ぬまで、気を確かにもって、できるところまで展開していきたい、そういうふうに考えています。

## 還元主義を超えて

**上田**　鶴見さんの『日本を開く』で私がもう一つ非常に感銘を受けたのは、社会学としては当然のことなので、鶴見さんとしてはそう力を込めて言われたわけではなく、むしろ批判を込めて言っておられると思うのですが、「社会システムというものは社会システムのなかで説明しなければならない」、つまり「これはリダクショニズムを排する」ということだという言葉です。

リダクショニズムというのは還元主義、または還元論、つまり、あるレベル（階層）に起こる現象をそれより低い（より基礎的な）レベルの現象で説明しようとすることですね。実は医学ではこれがはなはだしくて、社会的存在であるはずの個別的人間をまず生物学的存在である一般的人間（人体）に還元し、次いで全体としての人体を器官に、器官を組織に、組織を細胞に、細胞をその中で起こっている生化学的プロセスに……と限りなく還元していくのが科学的だといわんばかりの還元主義が横行しています。

リハビリテーション医学の世界でもその影響は強くて、障害をもった患者さんの問題を解決するには、障害（実は障害にも階層性があり、構造があるのですが、その中で最も基礎的な生物学的レベルの障害である「機能障害」）を治す以外に方法はないという還元主義的な考え方がまだかなり強いのです。私たちの目標指向的リハビリテーション・プログラムはその批判から出発しています。

もちろん機能障害自体も重要です。例えば鶴見さんの場合、歩行がなぜ難しいかを診断して、足の内反が原因だとしましたが、それは機能障害の診断です。股関節の拘縮という機能障害が立位保持を難しくしているという診断も重要です。そして内反や拘縮に対して、適切な装具を用いたり関節可動域訓練を行うこと（つまり機能障害への働きかけ）によって実用的な歩行や立位での整容行為の困難（といった能力障害（註2））の克服が助けられるという階層間の相互作用ももちろんあるし、私たちはそれを見逃さずに手を打ちます。

しかし、それは能力障害の克服のためには機能障害の回復しか道がないと考える還元主義とは違います。基本的には能力障害レベルの問題（生活行為の困難）はそのレベルで解決すべきで、そのために杖とか装具とか片手でリンゴをむく補助具とか、それらを使いこなすスキルの習得とか、いろいろな道具を使ったり、お稽古をしたりするのです。

さらに言えば私たちの究極の目的は社会的存在としての人間の「人間らしく生きる権利の回復」（「全人間的復権」）ですから、能力障害よりさらに一段上の「社会的不利（ハンディキャップ）」（註3）の解決が一番大事だと考えています。これなど機能障害には絶対に還元できないものですね。

しかし、やはりここでも私たちは鶴見さんが批判しているようなあまりにもかたくなな態度はとりません。例えば鶴見さんが着物が着られないというのは大変なハンディキャップですから、私たちは初めから「着物を着る」ということを一つの目標にしたのですが、それを実現するための条件の一つには「安定した立位を一定時間とりうる」ということがあり、それを実現するのには内反の矯正や歩行量の増加による身体機能の向上が役立っています。

しかしこれは機能障害のことしか考えないでよいという還元主義とは違います。私たちの目標指向的アプローチというのはまず「人生の目的、生きる目標」という最も高いレベルでの目標をはっきりさせて、そこから逆にそれを実現させるには、そのレベルではもちろんとして、それより低いレベルで何をなすべきかを考えていきます。

いわば上から下に向けて考えるのが基本で、それに下から上への影響も十分考えていきます。還元主義が下からしか考えないというのとはまったく違うんですね。

**鶴見**　還元主義を排するというのは社会学の始祖といわれるエミール・デュルケーム以来

の原則です。特定の社会的事実を説明するには他の社会的事実をもってすべきである。例えば「自殺」を社会的現象としてとらえるとき、それを自然現象である天候とか、個人の遺伝とか心理などの要因によって説明すべきではないとして、社会規範が崩壊したときに起こるアノミー自殺、社会規範が強すぎるときに起こる集団本位自殺、個人が孤立したときに起こる自己本位自殺の三つのタイプに分けて分析しました。

近代化論はこの還元主義排除の原則を極端に推し進めて、社会と自然環境とを、人間と自然とを切り離したため、工業化の過程で起こる自然破壊と自然を破壊することによって人間の身体も精神も破壊されるという問題に有効に対応することができなかったのだと思います。

そこで、私はまず社会を国家単位で考えないで、地域を単位に考えること、そして地域の住民がそれぞれの能力を十全に発揮できるような社会条件を創り出すことを目標として、地域の自然生態系（エコロジー）に適合し、地域に集積された文化伝統に基づいて、地球的規模での異文化と照合しながら、自らの発展の径路を創造してゆくことを、内発的発展論と定義しました。還元主義を排することによって切り離された自然と人間、自然と社会との関係をもう一度結び付けたいと考えたのです。

脳出血のために左片麻痺になってから、特に自分が自然の一部であり、自然の影響を受けやすいことを実感するようになりました。

**いち速く気圧の配置感知する痺れし脚は我が気象台**

低気圧のとき、特に台風が迫ってくると、とたんに脚の痺れがきつくなります。さらにリハビリテーションの過程で、自然から学んだことがたくさんあります。

神奈川県の病院にいたとき、最初はどうしても車椅子から立ち上がれなかったのです。ちょうど春になって、病院の軒にたくさん燕がやってきて、巣を作っていました。毎日巣を眺めていたら、燕が空に舞い上がるとき、首を低くもぐるようにしてから空に向かって上がっていくことに気がつき、そのようにやってみました。

**舞い上る燕の姿勢思いみる　立ち上り訓練我ままならず**

意識してやっているうちに、やっと立ち上がれるようになったのです。

還元主義を排することは社会学の方法論の原則ですけれど、それを具体的にどのように適用するかによって、プラスにもマイナスにもなると思います。上田先生の言われたリハビリテーションの場合はプラスの面で、近代化論の場合はマイナスの面です。

註1：後藤新平（一八五七～一九二九）。官僚、政治家。満鉄初代総裁。関東大震災後に内務大臣兼帝都復興院総裁として東京の都市復興計画を立案した。逓信大臣、内務大臣、外務大臣。東京市（現・東京都）市長、東京放送局（後のＮＨＫ）初代総裁。拓殖大学学長などを歴任。

註2：「能力障害」とは国際障害分類（ＷＨＯ、一九八〇年）の用語、これを全面改訂した国際生活機能分類（ＩＣＦ、二〇〇一年）では「活動制限」という。

註3：同じくＩＣＦでは「参加制約」という。

# 終章　今後の計画

## 新歌集『花道』のこと

**上田**　今度の歌集はいつ頃お出しになるんですか。

**鶴見**　今、著作集をやっておりまして、著作集が済んだら藤原書店から出します。もう歌は大体できているんです。今度は藤原書店から出すんです。『回生』は自費出版でございますけれど、今度は歌文集にしようと思っているんです。文章がないとリハビリテーションのことがわからないと思って、歌文集にするか、そうでなければ詞書きを。

それで、先生に大変失礼なんですけれど、「これは私の回生を導いてくださった上田敏先生に捧ぐ」とさせていただきます。

**上田**　それは大変光栄です。

**鶴見**　この次は『花道』でございます。これも先ほど申し上げた、先生から「道場はぼくはきらいです」とおっしゃったので「花道」にした、そういうことから書き始めます。

**上田**　普通、花道というと引っ込むほうばかりになってしまいますが、これは逆の、出ということですね。

**鶴見**　私のように踊りを踊る者にとっては出なんです。私の師匠は踊りは花道の出が一番大事、出が悪かったらもうそんな踊りは見ないと言って。だから出てくるときの歩き方なんですよ。それぞれの踊りによって歩き方が違うんです。

**萎えたるは萎えたるままに美しく歩み納めむこの花道を**

この歌を最後に置きたいと思っております。

## 着物で講演を、しかも外国で

**上田** 最後に、今後の計画ということを考えたいですね。私はやっぱりぜひ着物で講演をしていただきたいと思っています。

**鶴見** 着物を着させてくれる人が、今度の京都〈ゆうゆうの里〉にいるかということなんですね。伊豆高原でも着物は着なかったんです。

**上田** もんぺは着た？

**鶴見** はい。

**上田**　もんぺは一人で？

**鶴見**　はい。自分でやって、ちょっと手伝ってもらえば着られる。

**大川**　先生、それは普通の着物の着付けができる方だったら、できるようなやり方をこちらでちゃんと指導できるようにしておきます。

**鶴見**　今日は初めから終わりまで、帯を締めるまで立っていましたから。

**大川**　そうでしょう。だからもうかなりよくなっていらっしゃるんですよ。以前はほんのちょっと立って、また座って、また立ってという感じで、それなりに難しいところがあったんですけれども。

**上田**　京都というのは足場がいいですから、日帰りであちこちへ行けますから、ぜひ講演をなさってください。それから私は、ちょっと言うのは早すぎるかもしれませんが、やっぱり最終目標は外国に行かれることだと思いますね。外国の学会に行って、着物で講演する……。

**鶴見**　飛行機はねぇ……。

**上田**　いやいや、飛行機は機内用の車椅子があります。問題はトイレなんですが、でも機内用の車椅子でステュワーデスに助けてもらえば入口までは入れますから。そのあとは手摺りがありますから。

**鶴見** ただ、気圧が希薄になりますでしょう。そうすると私の病気にどう響くか。足の痺れとか、気圧がちょっと心配。まあ外国へ行くことは……。

**上田** じゃあ、そういう問題を検討しましょう。気圧の問題も。気圧は年をとりますといろんな人に影響しますから。外国に最後に行かれたのは何年ぐらい前ですか。

**鶴見** 最後に行ったのはオランダかな。倒れる二年前に。

**上田** 今でもそういう機会はありますでしょう。

**鶴見** 倒れたときは一杯あったんですけれど、もう倒れたから全部お断りした。まだちょっと考えていないです。

**上田** 日本に比べたら、外国は車椅子でとても移動しやすいですからね。ホテルだって広いし。

**鶴見** とっても移動しやすい。ただ、トイレなんですね。

**上田** トイレは、各ホテルに必ず車椅子対応の部屋がありますから、それはあらかじめそういうことをリクエストしておけば大丈夫です。

**鶴見** 前に私、足の挫傷をして松葉杖をついていたときに、アメリカの講演旅行、ぐるぐるいろんなところを回って歩いた。それは引き受けたものですから断りきれなくて行ったことがあります。そのときはとっても楽でした。

**上田**　車椅子を使ってでしょう。

**鶴見**　ええ。飛行場は全部車椅子。

**上田**　飛行機は下手に歩いていくよりも、車椅子使用だというと全部優先的にやってくれるからすごくいいんですよ。

**鶴見**　そう、最初に入れてくれるから。

**上田**　私には国内線で福岡から東京に来るというような患者さんがいたんですね。そういう人には、歩けるんだけれども、「空港だけは車椅子を使いなさい。そのほうが断然楽ですよ。サービスがいいですよ」といって教えてあげたことがあります。

**鶴見**　そうですね。そのほうが楽。

**上田**　できれば和服を着て外国に行って、英語で講演していただきたいですね。

**鶴見**　だけど和服を向こうで着させてもらえないから、やっぱりもんぺになるわね。

**上田**　どうも長い時間本当にありがとうございました。

（一九九七年十二月三日）

## ［参考文献］

### Ⅰ 目標指向的リハビリテーションについて

1…上田 敏『目でみるリハビリテーション医学（第二版）』東京大学出版会、一九九四年（リハビリテーション医学全般を目標指向的アプローチの立場から述べている本）

2…上田 敏『リハビリテーション―新しい生き方を創る医学』講談社（ブルーバックス）、一九九六年（「リハビリテーションとは新しい人生の創造」ということをわかりやすく述べている本）

3…大川弥生『目標指向的介護の理論と実際―本当のリハビリテーションとともに築く介護』中央法規、二〇〇〇年（介護とリハビリテーションとは表裏一体という立場から、多くの事例を通して目標指向的アプローチについて詳しく述べており、リハビリテーション・看護・介護の従事者に、また患者・家族にもすすめたい本）

4…大川弥生『新しいリハビリテーション―人間「復権」への挑戦』講談社（現代新書）、二〇〇四年（多くの身体的な事例を通して、目標指向的リハビリテーション・プログラムの実際をわかりやすく述べている本）

### Ⅱ「回生」と「内発的発展論」について

1…鶴見和子『コレクション鶴見和子曼荼羅 Ⅷ 歌の巻』藤原書店、一九九七年（歌集『回生』を収載。発病後、病院を転々とし、歩行は不可能と判定され、車いすで生活を始めた頃までの歩みと思索を歌によって記録したもの）

2…鶴見和子『花道』藤原書店、二〇〇〇年（歌集『回生』の後、上田・大川先生と出会い、杖により歩く稽古を始め、ついに歩けるようになって、新しい人生を切り開くに至るまでの歩みと思索を歌によって記録したもの）

3…鶴見和子『内発的発展論の展開』筑摩書房、一九九六年（アメリカ社会学の近代化論が、英米先進国を手本にし、地球上すべての後発国が遅かれ早かれ欧米の社会のような構造になるとしたのに対し、それぞれの社会がそれぞれの地域の自然生態系および文化的伝統に根ざして、それぞれ異なる多様な発展を遂げるのがよいことだということを理論と事例研究によって展開したもの）

4：鶴見和子『コレクション鶴見和子曼荼羅 IX 環の巻』藤原書店、一九九九年（内発的発展論に関するこれまでの諸論文を集大成し、それらを社会変動の新しいパラダイムとして位置づけたもの）

## III その両者について

1：鶴見和子・上田　敏『患者学のすすめ―〝内発的は〟リハビリテーション』、藤原書店、二〇〇三年

# 鼎談のあとに（初版あとがき）

社会学者、評論家の鶴見和子さんが脳出血に倒れ、左半身が不自由になられたということを、私は約一年後に歌集『回生』を突然贈っていただくまでまったく知らなかった。しかし、ページを繰ってみると、闘病の経過と心の動きが手に取るようにわかり、思わず惹きつけられて最後まで読み通してしまった。終わり近くに私の名前が出てくる歌があり、やっと贈ってくださった理由が納得できた。

鶴見さんは新聞や雑誌・本などでお名前はしばしば拝見していたが、お会いしたのは三十数年前、お父様の鶴見祐輔先生を、リハビリテーション医としてはまったくの駆け出し時代に診察し、リハビリテーションのお手伝いをしたときのみであった。

その後の経過は本文にあるとおり、私がお礼をかねたお見舞いのお手紙を差し上げ、書いたばかりの本をお贈りし、文通やお電話の交換を経て、当時大川先生が指導しておられた茨城県の病院でリハビリテーションの「やり直し」をお手伝いするということになり、それが幸いにも喜んでいただける結果となったということである。

しかし、たとえどんなに自信があったとしても、他の病院で一応リハビリテーションの全コースを完了された人に、「もっといいやり方がありますよ」といった勧誘をするということは職業倫理に反することである。そのことは鶴見さんにも、弟の鶴見俊輔さんにも申し上げた。おそらく、三十数年前とはいえ、以前お会いしたことがあるという事実がなかったら、いかに歌集の内容に感銘を受けようが、読者として鶴見さんのことをどんなによく知っていようが、私は結局「診てあげましょう」という手紙を書かなかったと思う。その意味ではたしかに亡き鶴見祐輔氏のお引き合わせだったのかもしれない。「ふしぎなご縁」というゆえんである。

退院後約半年の時点でチェックと方針再検討のために再入院していただいたが、それを機会にこの鼎談を企画したのは私たちであり、鶴見さんもすぐ賛成してくださったが、そこにNHK教育テレビのETV特集「回生―社会学者 鶴見和子 倒れてのちはじまる」(一九九八年二月十九日放映)の収録ということが絡んできて、一九九七年十二月三日に行ったこの鼎談の前半はテレビ収録と重なってかなり賑やかなものとなった。しかしお陰でテレビマンユニオンの担当ディレクターで鶴見さんの上智大学での教え子でもある長澤智美さんのインタビューを私と大川博士とが受けることになり、それがこの鼎談に厚みや幅を加える結果となったように思い感謝している。

この鼎談を読んでいただきたいのは非常に広い範囲の人々である。鶴見さんの学問や生き方に共感をもってみてこられた方々は、困難を乗り越えて生きる鶴見さんの強靱な知性に肉声を通して触れることに大きな感銘を受けられることであろう。いろいろな病気や障害、あるいは人生上の困難に挫折体験をもたれた方々には大きな励ましとなるであろう。またリハビリテーションの専門家、今リハビリテーションを受けておられる方々、そのご家族も鶴見さんの生き方と、新しいリハビリテーションがそれをどう援助しようとしているかを実例を通して読み取ることから、きっと大きな収穫を得ていただけるものと思う。

これは私が聞き手となった対話集の四冊目である（砂原茂一氏との『ある病気の運命──結核との闘いから何を学ぶか』東京大学出版会、一九八四。秋元波留夫氏との『精神を病むということ』医学書院、一九九〇。大江健三郎氏、正村公宏氏、川島みどりさんとの『自立と共生を語る──障害者・高齢者と家族・社会』三輪書店、一九九〇、に続いて）（註1）。こうして並べてみると、自分の専門と関係はあるが、やや離れたところにある学問の専門家から始まって、次第にリハビリテーションの当事者（コンシューマー）に近づき、今回でまさに私たちの担当した患者さんご本人、しかも自己決定能力に富んで自己決定権を行使することのできる、本当のリハビリテーションにとっては理想的な患者さんに到達したことになる。この鼎談は私にとってもまことに楽しい経験で、かつおこがましくも医学と社会学との対話などと称したように、知的刺激に満ちたものであった。このような機会がもてたことに関係者各位に感謝している。

一九九八年三月

上田　敏

註1：その後もう一度鶴見和子さんと『患者学のすすめ―〝内発的〟リハビリテーション』（藤原書店、二〇〇三）、秋元波留夫氏との『99歳　精神科医の挑戦―好奇心と正義感』（岩波書店、二〇〇五）が加わった（二〇〇七年六月現在）。

# 第二部

# 新しい宇宙をひらく——三年後の対談

鶴見和子・大川弥生

# 第一章　呪縛からの開放

本書の第一部の鼎談の三年後、鶴見さんの私どものところでの最初のリハビリテーションが終わってからなら三年半後の、二〇〇〇年十二月に宇治ゆうゆうの里の鶴見さんのお部屋に参上し、「回生を生きる」の続編を語り合うことができた。

お部屋は高台の日当たりのよいところで、鶴見さんは車いすにゆったりと座られて、お茶を入れてくださったりしながらの、くつろいだお話であった（大川）。

## 毎日その日、その日が幸せ——楽しく生きましょうよ

**大川**　今日はずいぶん素敵なものをお召しですね。

**鶴見**　これは着物として着ていたものを、こういう体になって、着やすいようにつくりかえたの。こういう体でも着られるようなものを工夫して、自分に最も適当な衣類を着て、衣生活をつくり上げていくということも一つの創造なのよ。

もう年をとったから、体の自由がきかないから、着るものはどうでもいい、食べるものもどうでもいい。それじゃ、生きている甲斐がないということよ。だから、「目標指向的リハビリテーション」は、ただ歩くとか、ＡＤＬができるというだけじゃなくて、生き方全

体に行き渡って、それで初めて「全人間的復権」になるのだと思いますね。

私は欲張りばあさんなのよ。もう半分死んじゃっても、体にいい、自分に合ったものを食べる努力。つまり今のように施設に入って、食料が支給されても、それでも自分でやれる範囲で、自分の体に合った食べ物を食べていく。それから、自分の体に合った、意にかなった衣服を考えて、工夫してそれを着ていく。ということがやっぱり大事だと思うの。

**大川**　何でもいいから、とにかくできればいいということじゃなくて、食事にしたって、和服をお召しになることだって、いかに楽しんでやるかということですね。

**鶴見**　そうなのよ。自分がこんなになっても、毎日その日、その日が幸せなのよ。楽しいの。それから、毎日新しい発見があるのよ。毎日同じじゃないのよ。

**大川**　普通のリハビリテーションでは身の回りのＡＤＬ一個一個にしても、それ自体を楽しんでするっていう感じがわりと少ないんですよね。

**鶴見**　ほかの方にも申し上げているの。生きている限り、楽しく生きましょうよって。

## 軍服は人にあげちゃった

**大川**　今のお話と考え合わせて、例えば先生と私が最初にお会いしたときを思い浮かべますと、あのときは先生、なかなかすばらしい格好をしていらっしゃいましたね（笑）。

**鶴見**　あれは私の心にかなわない服装だったけどね。つまり軍隊式訓練を受けていたわけよ、前の病院では。そのために軍服を着ていたわけ。

**大川**　そうそう、あれは軍服ですね。よく覚えているんですけども、普通のおばあちゃまたちとは先生は違うから、かなり派手めのセーターを着ていらして、サングラスをして入院してみえた。

**鶴見**　あれでもいいほうなのよ。

**大川**　あれだけお召し物に凝っていらっしゃった先生が、ああいうものしか着ていらっしゃらなかったというのは……。

**鶴見**　もう嫌で嫌でしようがなかった。

**大川**　でも、結局、ああいうものしか着られないというふうに思い込まされていたわけですね。

**鶴見**　いや、そんなこと誰も一言も言わないのよ。だけど、みんなあんな格好なの。いかにも「病人」っていう感じなの。それで、昼間も寝ているでしょう。

**大川**　「私は着物が着てみたい」とか言ったって、しょうがないと思っていらしたわけね。

**鶴見**　私、そんなこと言ったことない。ただ、心の中で思い続けていた。

**大川**　この人たちに相談しても、着物が着られるようになるわけないと思ってらしたわけですか。

**鶴見**　そうよ。それはもうしょうがないですよ。だって、着るトレーニングをしてもらって、やっと自分であああいう軍服を着たり脱いだりできるようになったわけだから。

**大川**　そうしたら、練習はそれでおしまいなわけですね。

**鶴見**　あの軍服、もうここに置かないの。ここには自分の気持ちにかなったもの以外は置かない。洋服も。どうしても自分が大事だと思うものはとっておいたけど、軍服はみんな人にあげちゃった。

## 自分の人生をつくっていく――リハビリテーションは「一生もの」

**大川**　先生は私どもと一緒にリハビリテーションというものをやって、今も進行中ですね。

**鶴見**　一生ものですよね、これは。

**大川**　一生ですね。そのとおりです。でもそれは一生訓練を続けなければならないという意味ではなくて…。

リハビリテーションというのは、いかにその人が人間らしく生きるのかというのがもともとの言葉の意味なんですけれども、そのためには、本人がご自分の人生をつくっていこうという気持ちがなければ、まったく成功しない。それがスタート地点だと思っているんです。けれども、実際そういうふうに主体的にご自分で自分の人生をつくろうということはなかなか難しいことだと思います。

先生と私どもが最初にお会いするまでは、先生にしても「お任せします」とか、「いや、それはできるはずありません」とかばかりで、会話としてもまったく成り立たない状態だったのではないでしょうか。つまり一方通行的で、一緒にリハビリテーションをつくっていこういう感じではなかったと思うんです。

**鶴見**　本当にそうだったわね。

**大川**　先生のことを今、例えばテレビとか、新聞とか、ご一緒した鼎談（本書第一部）とかご覧になって、「あれは鶴見和子さんだからできたことであって、普通の人にはできっこない」という思いを持たれる方が多いんです。

ただ私が以前の先生を存じ上げていることからすれば、鶴見和子先生ですらあの時点では、ご自分の人生をいかに前向きにつくるのかということに関しては、さあ、どうだったんだろうか、という気がするんですが、いかがでしょう。

**鶴見**　それは、先生、言わせてください。私は脳卒中で倒れてから、いろいろな病院を転々と回りました。そして、大川先生に出会う前にも、私はリハビリテーション専門の病院に行っていました。それは日本の今の水準からいえば、とてもレベルが高いと言われていた病院なんですよ。だけどそこで受けたのは軍隊式訓練だったんです。だから、私は軍服を身につけて先生の前にあらわれて、先生を辟易させた。

そういうふうに条件づけられたんです。それが普通のリハビリテーション医学というものだと思っていた。それは非常に悪い影響を患者に与えるものだと今にして思います。

**大川**　例えばどういうところでそういう悪い影響があったんでしょう。鶴見和子先生ともあろう方がどうして軍服を着て、軍隊式になってしまったんでしょうか。

**鶴見**　私は自分としては非常にわがままな人間だと思っています。今までわがままに、自由自在に自分の思うがままに生きてきた。だけど倒れたら、つまり体半分死んじゃったから、どうしたらいいかわからない。「歩けません」と言われたからといって、「歩けるようにしてください」とまでは言えなかったんです。

軍隊式というのは、この人はここまで、この人はここまでと、初めからランクづけしちゃうの。伸びていく可能性、人それぞれの可能性なんていうことは一切考えない。そして、初めから終わりまで同じランクなんですよ。これは私のようなわがままな人間でも決められてしまうくらいに強い影響力を持っていた軍隊式リハビリテーションです。これは上田先生、大川先生の「目標指向的リハビリテーション」とはまったく違う思想です。思想が違うんです。

## 目標指向的リハビリテーションはここが違う

**大川** どこが一番違うように思われましたか。

**鶴見** 違うのは、つまり可能性を引き出すっていうことです。つまり、こういう運動神経の束が壊れた状態でも、正しい方法でリハビリテーションをやっていけば可能性はある。ここで思想と技術という関係が出てくる。軍隊式は思想も技術も軍隊式です。すべての人に一律の訓練をします。そして、技術もすべての人に同じような技術を施します。

ところが、先生たちのやり方が全然違うのは、まず一人ひとりの意思を聞いて、何をこれからの人生でしていきたいかということを聞いて、その日標に従って可能性を引き出していくんですね。だから、これこそ本当の意味の教育だと思っています。

どんな人でもどこかに可能性が残っている。生きている証拠なんですよ、それが。つまり私の場合、死んでいると自分が思っていたら、生きていたんですよ。それが初めてわかったの。生きている限りどこかに可能性があるんですよ。

しかも、一人ひとり違うんだ。その可能性も、その人の状態も、過去の歴史も全部違うんだ。その人の持っている文化が違うんですよ、一人ひとり。それをまず検討してくださって、問いただしてくださった。そして、それに合ったプログラムをつくる。それには驚きました。

**大川**　結局、可能性というのは個別性ということですよね。一人ひとりを本当に個別的に、しかも全体的に見て尊重するということですよね。

それは麻痺がなおるとかいう、体の機能の改善というより、生活や人生をどう楽しむかという点についての可能性。

**鶴見**　そう。

**大川**　だから、一人ひとりを尊重するということと、患者さんが言うことをうのみにするとか、わがままを許すというのとはまったく違うものなのですが、そこが誤解されることもあるんです。

患者さんの立場でいえば、自分のことを知りたいとか、自分の可能性を知りたいというのは当然の権利です。でも、その表現の仕方が下手なときもある。それによって、単にわがままを言っていると思われかねないこともある。

**鶴見**　私なんか本当にわがままなの。

**大川**　先生のはしっかりした自己主張であって、わがままとは言いません。

**鶴見**　軍隊式はだれにも同じプログラムを押し付ける。それも手足の動きが主ね。それを先生たちのやり方は一人ひとりのためにつくり出していく。生活・人生のためにね。つまり創造的な仕事なんですね。一人ひとり違うプログラムを創造していく。しかも日々違ってくる状態を観察しながら、プログラムをまたつくりかえていく。やり方が根本的に違う。

## 障害をもつ人としての呪縛。それから解放

**大川**　一人ひとり違う人生に、一緒に立ち向かえるから専門家としては楽しいんですけれど。

**鶴見**　そう思っていただける専門家がいるということはありがたいことです。患者は何の知識もないから、向こうがおっしゃることで、私のような抵抗精神の旺盛な者でも本当に呪縛されてしまいます。私、呪縛だと思う。だから、先生と会って初めて、「ほら、歩けるじゃありませんか」って言われたときが回生の第一歩。回生というより解放。

**大川**　解放ですね。それは障害をもつ人としての役割からの解放なんでしょうか。

**鶴見**　呪縛からの解放。役割よりも呪縛。禁忌ですよ、タブー。つまり、あなたはこれはしていけません、これはいけません。いろんなことをいけませんって言われていたから、みんなタブーになっていた。

**大川**　安全性という美名のもとでの禁止ですね。

**鶴見**　そうです。安全性のタブーです。安全性神話ね。

**大川**　でも、本当は安全ではないんですけどね。その時点では一見安全のようですが、将来例えば自宅に帰ったり、施設に入られたあとの生活で安全を確保できるようにすることが本当は大事なんですが。

**鶴見**　そういう意味での安全性に対しては何もなかったけれども、でもたまたま安全に先生のところまでたどり着いたの。でも、先生のところでは、入院中に退院後の施設で安全に生活し続けるにはどうしたらよいか、よく教えてくださったわ。

## 本当のチームワークに驚いた

**鶴見**　それからもう一つ違うのは、私、驚いたのは、先生のところでは本当のチームを組んでいるということ。

ほかの病院ではＰＴ（理学療法士）は主に足をやる、ＯＴ（作業療法士）は主に手をやるというふうにばらばらなの。そして、リハビリテーション医というのは大体いないわけ。だから普通のお医者さんか、あるいは神経内科、そういう方が代わりにやっちゃう。

しかもみんなばらばらばらなのよね。おっしゃることもばらばらだし、していることも関連がないの。

ところが、先生のチームでは手をやる人と足をやる人が一緒に、この人の今日の状態はどうか、だからこの次はどういうふうにやったらいいか、としょっちゅう一緒に見ていて話し合っていてくださるでしょう。そして、リハビリテーション医としての大川先生が、この次はこうやりましょう、これはやり過ぎでしたから、ここは直しましょうといつでも見てくださっている。

それが大事なの。チームワークというものが大事。そして患者もそのチームに入っているのよ、自分もそこへ加わっているの。そして、一緒にやっていくのでなきゃ、ばらばら人間になっちゃうわよ。

**大川**　そうですね。例えば洗面所まで歩くことにしましょうと目標を立てたら、みんなでそれに向かっていくということですね。

**鶴見** そうなのよ。洗面所まで行ったら、今度はどうやったらうがいができるか、歯ブラシの使い方はどうするか。それをみんなで教えてくれる。一緒にやってくださるでしょう。

**大川** 歯ブラシの使い方はＯＴなんだけれども、そこまで歩いていくとか、どう安定よく立つかはＰＴがやるということですよね。

**鶴見** そう。それはすごいことだと思うのよ。今までほかの病院でそんな訓練を受けたことない。

**大川** 看護師さんはどうですか。

**鶴見** 普通の病院では看護師さんはリハビリテーションに関係してこないのよ。先生のところでは看護師さんも一緒になってチームでやってくれるでしょう。

**大川** だけどこれまでの病院でも洋服の脱ぎ着きとか、そういうのはむしろ看護師さんが教えてくれませんか？

**鶴見** それはリハビリとは関係なく教えてくれたわね。

**大川** それから、一生懸命いろいろと話は聞こうとするでしょう、看護師というのは。

**鶴見** そうね。看護師さんとはよく話して、看護師のいろんな問題、悩みを聞いたわ（笑）。

これからここを辞めて、大学へ行きますとか、論文はどう書いたらいいとか、そういう話になるのよ。

**大川**　だから、先生のそういうところはちゃんと認めているんですか。うーん、おもしろいな。

**鶴見**　先生たちのところではPTやOTがどんどん私の能力を高めてくれた。でも日ごろの生活ではどうしたらいいかは看護師さんと話し合って決めていっておられる。看護師さんが見ている日ごろの状態がどうかで、PT・OTの訓練も違ってくる。本当に先生のところのチームは大変なことをしていただいたと思う。

**大川**　でも、それが一番能率よく患者さんがよくなることなんですけれどもね。患者さんが早くよくなるのが楽しいんですけどね、私たちとしては。

**鶴見**　私が前にいた病院ではそうとは感じなかったわね。はいこちら、はいこちら、と何だかベルトコンベアに乗せられたみたいでしたよ。

**大川**　ベルトコンベアに乗せますと、私なんかは非常に不安になるんですよ。本当にいいことをやっているかどうかわかりませんから。

**鶴見**　そう？　だけど、そういうやり方って、とても能率的なんじゃない？

**大川**　でも、能率というのは、患者さんにとって本当に効果的なことをいかにスピーディにやるかということですからね。

**鶴見**　そうね。要するに決まった仕事を早くやるっていうことが能率的だったのね。今までは。

でもそうじゃなくて、一人ひとりの身体と魂の状態も含めて見てくださるというのが「全人間的」なんでしょう。だけど、ふつうはそうじゃないのよ。足は足のお医者さん、手は手のお医者さん。そういう今の医学の悪い専門分化ね、それがやっぱりリハビリテーションにも出てきていたんじゃないかしらね。

それをもう一度総合するという新しいリハビリテーションで私は救われたの。それが今になって初めて「全人間的復権」という意味がわかった。

## 少量頻回の病棟訓練

**大川**　それに私どもの基本的な方針は訓練を病室でやるということですけれども……。

**鶴見**　あれも本当に驚いた。だって、療法士がこっちの部屋へ来てやって、じゃ、ちょっと疲れたでしょうから、しばらくお休みなさいって。それで、しばらくするとまた来てくださるでしょう。つまり少量頻回訓練。それを先生が発明なさったっていうことだけど、そんなやり方、私、全然知らなかった。

あなたは明日は一時から一時半まで、だれだれさんは一時半から二時までと、もう決まっていて、そのときだけリハビリテーションをしに訓練室に行って、自分の受け持ちの療法士を探してやってもらう。これまではそういうやり方でしたから、びっくりしましたね。

**大川**　私自身も以前しかられたことがあるんです。病室での訓練ということですけど、病室というのは患者さんの聖域で、プライベートな場所だから、ＰＴとかＯＴが出入りする場所ではないと。

**鶴見**　聖域でも何でもないわよ。私はそのころ訓練の場所だと思って、大部屋にいたの。だから、周囲はすごかったわよ。言っている言葉がわからない。だから、私、

**化け物は確かにありと今信ず。我、妖怪の仲間入りして**

という歌をつくったのよ。そうして、婦長さんにこんな歌ができましたって言ったら、

すごく怒られた。「あの人たちは妖怪ではありません」と言って。その歌は「回生」からは引っ込めたの。

**大川**　私、なかなかいい歌だと思うけど（笑）。

**鶴見**　本当に化け物だから、言っていることが私わからない。わかる人は化け物語を覚えたの。私は研究がまだ浅いから、化け物語がわからないわ、なんて冗談言っていたわけ。

**大川**　病室や病棟で訓練をすることの意味ですが、例えば洋服を脱ぎ着きすることにしても、病室は入院中であれば実生活の場なのだから、そこできちんとお教えしたほうが上手になるわけですね。装具を履くにしても、トイレや洗顔、歯みがきにしたって同じです。歩くことも病棟と訓練室とではちがうわけですし。

**鶴見**　だってベッドのまわりは狭い、狭いところですもんね。

**大川**　そういうところでいかに安全にできるのかという練習が大事なんです。

**鶴見**　そういうことは一切考えてないもんね。部屋での指導は、車椅子からベッドへ、ベッドから車椅子への移動だけね。そういうことは部屋でなきゃできないし。

**大川**　それ以外は訓練室にいらっしゃい、ですね。

**鶴見**　そうです。それから先生は入院したときにはちゃんと病室に書きものができる机を入れていてくださったでしょう。それもとってもよかった。
前の病院では仕事するときは廊下に出て、人のいないような隅っこを見つけて、そこでずうっと仕事していたの。ちょうどあのとき本を一冊出すことになっていて、校正があったし、後書きから全部廊下でやっていたんですよ。
それが先生の病院では部屋で編集会議も毎月やっていましたからね。もう本当に便宜を図っていただきました。

**大川**　でも、別に先生だから特別というわけではなくて、皆さん、その方たちの生活に合わせてやっていただけですから。

**鶴見**　あれはよかったわね。

## 私の人生にどう役立つの？

**鶴見**　訓練の内容ですけど、例えばOTだったら何やりましょうか、今度は革細工をやりましょうとか言うのね。革細工というのは私のこれからの人生にも、今までの人生にも全然関係ないから、そういう暴力的なことは嫌ですって言ったの。だって、すごいんですもの、槌で打ったりなんかして。それは嫌ですと。

それじゃ、何をやりましょうって言うから、いくらか関係あるのはワープロですから、じゃ、ワープロをこの際やらせていただきましょうって言って、ワープロをやったんですけど、私はやっぱり手書きの人間だから、習っただけで結局役に立たなかった。

というふうに、その後の自分の人生に関係のないことをやるのよ。これでは効果が薄いわけよ。

**大川** 例えば今の革細工ですけれども、革細工は何のためにするのかと説明を受けたんですか。

**鶴見** それは左手はだめだけど、右手はきくんだから右手の器用さを強めるためだとおっしゃいました。

**大川** でも、先ほど先生がおっしゃったように、それをやっていることが先生のこれからの人生に…。

**鶴見** 全然関係ないのよ。

ただワープロは手が極度の腱鞘炎で、ペンが持てなかったから、ワープロにしようかと思っていたことはあるんです。でも、ワープロでも痛いわけです。結局それも役に立たなかった。

**大川**　腱鞘炎のことを考えれば、何もワープロではなくて、本当は例えばペンの種類とか、そういうものを工夫することが可能だったはずなんですけどね。

**鶴見**　結局ワープロでは私は原稿は書けない。それだったら筆ペンというものがあるというので、私は病院を出てからはずうっと筆ペンを使っておりました。

**大川**　筆ペンでしたらば、わりとやわらかく書けるから、腱鞘炎にはいいわけですよね。だから、今から思えば、腱鞘炎があるからワープロじゃなくて、はじめから筆ペンとか、ほかのことを考えるべきだったんですね。

**鶴見**　そうなんです。

**大川**　何をするのかという治療手段を決めるに当たっては、やはりきちんとした話し合いが一番大事だと思うんですね。

ご本人からは、「今これをやっているのは、私のこれからの人生にどういうふうに役立つんでしょうか」という聞き方をなさるのがいいかもしれませんね。とても痛快な質問ですね。そんなこと聞かれたら、私はとてもワクワクしちゃうけど、普通は嫌がられちゃうかもしれませんが（笑）。

## 話す時間なんかない

**大川**　先生はそれまでの生活ではリンゴをむくことを毎日やっていらしたけれど、それを誰も聞いてくれなかったというお話がありましたね。

**鶴見**　そういうことはなんにも聞いてきません。それから、着物を着ていたとか、そういうことは何にも関係なかったわけ、リハビリと。

**大川**　先生も、そういう生活や人生のことを話すところではないというふうに思っていらっしゃったんじゃないんですか。

**鶴見**　あなたはここからこういう段階でやりましょう、あなたはこう。決まっているでしょう。一人ひとりの事情を聞くというのは一切ないわけ。

**大川**　でも、先生はおそらくいろいろとご質問なさったんじゃないかと思うんですけどもね。

**鶴見**　質問はしますよ。そうすると、嫌がりますね。

**大川**　患者さんのお話になることを聞きましょうとよく言われるし、一番基本というふうには言われているんですけれども。

**鶴見** でも、普通の病院ではそういう時間はないのよ。訓練時間は決まっていて、そして、何人もの人を同時にやっているわけよ。あっちへ行ったりこっちへ行ったり、話なんかしている暇がない。私は質問しますけど、答えをいちいち出していただくだけの時間がないですよね。

**大川** 先生はどういうところで嫌がられているって感じ取られました？

**鶴見** 嫌がられているんじゃなくて、やっぱり…。

**大川** 恐れられていたのかな。

**鶴見** 何しろうるさいっていう感じじゃない？　つまり聞かれたほうが黙っちゃうということよ。

**大川** それはよくないですね。例えばどういう質問をなさっていたんですか。

**鶴見** いろんなことを聞きましたね。自分の状態についてもわからないしね。

でもいろいろ聞いてもなかなか答えが返ってこないから、夜、一生懸命自分でどうしたらいいか考えるわけです。自分で考えるよりしょうがないの。

ただ、ＰＴの先生は中年の方ですけど、ＯＴの先生はまだ学校を出たばかりの若い方だった。それで、その先生にいろいろと質問すると、いろいろ答えてくれる。それで、質問しているうちに、それじゃ、この本を読んでごらんなさいと言って貸してくださったのが上田先生の『リハビリテーションの思想』（医学書院）という本、ずっと前にお書きになった、あの本を貸してくださったの。それで、私はすぐ読んじゃって、これはおもしろいと思った。だから、私は今でもその若いOTの先生に感謝しています。上田先生の本を貸してくださったんだから。

**大川**　どういう質問がきっかけだったんですか。

**鶴見**　最初は、自分がやっていたアメリカ社会学の理論と、それから今受けているリハビリテーションとの関係について考えたんです。私は非常に概念的な問いかけを自分で持っていた。

社会学で機能代替っていう、ファクンショナル・サブステイチュートということと、自分の今までの運動神経の束が壊れて、その周りにあるわずかの運動神経によって代替する。その代替の通路をつくるために歩く訓練を受ける。そういうことは機能代替ということになるから、社会学の理論とリハビリテーションの理論との関係はどうなんでしょうかというような、非常に概念的な質問をしたんです。

**大川**　なかなか難しいご質問でしたね。

**鶴見**　ねっ。そうしましたら、その先生が、それじゃ、この本を読みなさい、この本は私たちがリハビリテーションを学ぶときの一番初めのテキストブックなんですよと言って。

それから上田先生のご本の、「リハビリテーションとは全人間的復権である」というあのくだりが、最初に受ける心理療法が必要かどうかのテストに出たわけです。だから一九九五年、あの時代に上田先生の本を皆さん読んでいたと思うんですよ。

## 廃用と過用に思い悩んだ

**大川**　上田先生はリハビリテーションのことを全人間的復権というふうにおっしゃっているんですけど、少々大げさな言い方みたいにおとりになる方もいらっしゃるようですが、先生はいかがですか、社会学者として、それからご自分のリハビリテーションの経験として。

**鶴見**　私はそのとき全人間的復権であるという、トゥー・リハビリテイトという言葉の意味からこういうことなんだというふうに言っていらっしゃることはよくわかりましたけれども…。

しかし、私に一番これがわかるなと思ったのは、廃用症候群ということですね。それから、廃用症候群の反対は過用。そうすると、私は毎日リハビリテーションを受けている。これは廃用であろうか、過用であろうか。つまり適量というか、適正というのがあるはずだと。一体何が私にとって適正なリハビリテーションであろうか。そのことを非常に考えさせられたんです。

ところが、あの本には適正という言葉はないんです。廃用と過用しかないんです。廃用と過用の間に何があるだろう。私は確かに廃用だと自分が思った。なるほどと廃用症候群ということの意味がわかったんですよ。リハビリテーションを受けていて、まだ使っていないところがたくさんあるなということでわかったんですよ。どうしたら適正な状態に自分を持っていけるかなということをずうっとあの本で考えていました。

**大川** それについてはPTなり、OTなり、看護師さんなり、医者なりにお聞きになったわけですよね。

**鶴見** いや、そんなこと聞きませんよ。だって、今、受けているリハビリテーションでは廃用から抜けられないと思ったんだから。

廃用を起こしてしまうような人たちに適正って何ですかって聞いたってわかるはずがないでしょう。だから、自分でそこを探し求めなくちゃならないと思った。

**大川**　この人に質問しても、まともな答えが返ってこないと思ったら、もう質問もしなくなる…。

**鶴見**　しないし、向こうも私の言うことは、生意気な女だなと思うと答えないんですよ。だから、自分が答えられなかったら、この本を読みなさいって言ってくれるのが一番いい。私、そういうのがいいと思うのよ。本は読めるんだもん。

**大川**　じゃ、何かいい本はないんでしょうかっていうふうに聞くのもいい方法ですね。

**鶴見**　それはいい方法ですよ。本を読んで、自分の状態を自分で診察する、判断する。判断、診察をお医者さんがしてくれないならば自分がそれをする。そういう方法を学んだんです。

その本を教えてくれたのはそこの若い先生、若い療法士です。だから、療法士の中でも、私、若い人がいいなって思います。中年になって、自分に自信を持って、しかも非常に古い理論で、軍隊方式でずうっとやってきた方は難しいですね。その方を解きほぐすことが難しいの。

# 第二章　自己決定の日々

## 学生が教授を選ぶように

**鶴見**　学生が教授を選びますよね。ここの教授のゼミに入ろう、この教授の講義を聞こう。これは学生の自由ですよね。これと同じように、医者が患者を選ぶんじゃなくて、患者が医者を選ぶ。その気持ちですね、今。

だから、患者が、医師なり、療法士なりに、自分の状態について「一体どういうことになっているんですか？」っていうことをぶつけるんですよ。そうしてやっていくうちに、その医師や療法士はどの程度の勉強をしているか、どの程度の頭のよさかということがわかりますよ。

私、実を言うと、大変人が悪い。こういうことを言っちゃ悪いと思うけど、大体前の病院にいるときもその方式でやってきたんです。いろんなことをぶつけるでしょう。そうして、向こうがどういう反応を示すかによって、これを私が判定してやるのよ。それで、上田先生と大川先生に会ったときに、この先生たちならいいと思った。

**大川**　だから、試してみていくことですね。

**鶴見** でも、もうだめだと思ったら、それ以上言ったってしょうがないのよ。自分で考えろ。そうなのよ。

**大川** だから、その時点、その時点で活用できる先生の知識と、専門家たちの力をかりて、先生のそれからの人生のデザインをなさっていったわけですね。

**鶴見** そう。でも私、大川先生と一緒にリハビリテーションをするのが本当に楽しかったわよ。

**大川** ありがとうございます。でも、変わった医者だと思っていらっしゃったんじゃないですか。

**鶴見** ちっとも思わない。今までの医者よりずっと頭もいいし、よく勉強しているなと思ったわよ。それまでは本当に嫌だったわよ、何聞いてもむっつりしているんだもの。

ですけど、私、今までの病院に何も恨みはないです、間違っていたにしろ。つまり、私が転ばないで安全に大川先生と上田先生の指導を受けるところまでたどり着いた。そのことに感謝しています。

つまり安全第一だったんですよ、今、考えてみると。危ないことをさせない。それは非常にいいことですよ。自分はこの人を歩かせることができないと思ったら、せめて安全運転をしようと。そういうことだったんじゃないかなと今思います。

**大川**　みんな熱意はありますし、一生懸命やっていると思いますけどもね。

**鶴見**　一生懸命やっていらっしゃることはよくわかります。だから、その時点では感謝していました。つまりは、知識も技術も足りなかったんです。

## 治療者が信頼を得るには

**大川**　結局、言葉は悪いですが、患者さんは治療者側をうまく使って、自分の人生をつくっていく。そうしましたらば、私が先生とお会いした最初の日、この人が本当に信用できるかどうかというのは、どういうふうにして試していかれて…、そしてある程度信用していただけるようになったんでしょうか。

**鶴見**　だって、大川先生のことを、私、魔法使いと言った。だって、驚いたわけよ。それまで歩けませんって言われていたのに、最初の日に「ほら、歩けるじゃありませんか」って言われて、実際に歩けたことでまず自己発見し、先生の眼識に感嘆したわけね。

それから、訓練を始めたでしょう。そして、一、二か月のうちに外を歩くようになったでしょう。そして、坂をどんどん登っていけちゃうのよ。本当に自分が坂道を登っていくということにわれながら驚いて、大川先生は魔法使いだと思った。

つまり、これはあなたはできません、これはできません、あらゆることができませんと言われていたのに、禁断の扉を一つひとつ開けていく、そういうことを先生がしてくださったわけ。

そうして、ただ「やってごらん」って言うだけじゃなくて、「こういうふうにすればできる」ととても丁寧に具体的に教えてくれる。そうすると、やってみるとできるじゃない。だから、信用したんです。

また、こういうくぎの出たまな板とナイフがあればリンゴがむけるんだなということがわかった。それはびっくりしたわよ、あのくぎの出たまな板。

**大川**　だから、そういうのが魔法の種明かしなんですよ。

**鶴見**　それが技術なんです。リハビリテーションの小物を選んで、それを使いこなすこと。それはこの装具を履かせていただいたことから始まったの。結局、歩けたのはこの装具のおかげよ。運動靴を履いている間はだめだった。危ないんだもの。

**大川**　あれだと歩けませんね。それは一回見ただけでわかりますよ。一時間ぐらい診察しただけで絶対歩けるはずだと診断して、歩いてごらんなさいと申し上げられた。

**鶴見** それが技術よね。この装具を履いて、このつえ（ウォーカーケイン）を持って歩きなさいと言われて、やってみたら歩けた。

**大川** そうしますと、この人の言っていることは信用していいだろう、相談していいだろうと思うわけですね。

**鶴見** だから、魔法使いだと信じ込んじゃったわけよ。

**大川** でも最初は、「お手並み拝見」って言われたんですよ（笑）。

**鶴見** だけど、お手並みは細工は流々、大成功だった。何だ、歩いているじゃないかって、自分でびっくりしたの。だから、正しい診断と良くする技術、両方なければできない。それから小道具。小道具は絶対必要。

**大川** 小道具ですね。いろんな小道具があるから、それを活用するということなんですね。

## 専門家の技術が信頼のカギ

**鶴見** まず歩いたことが驚き、そしてリンゴの皮がむけたという驚き。

**大川**　リンゴをむくということは結局、医者として（チーム全体ですけれど）、患者さんから信用していただくために大事なことだったんです。

患者さんに信頼してもらうというのは、非常に大事なことです。その場合、私は信頼してもらうのは専門家としての技術についての信頼だと思うんですね。人間性とかそういうウエットなことではなくて。

だから、どうやって本当の意味で信用してもらえるようになるのかを考えると、私は「いついつまでに、こういうことをやっていけば、こういうやり方でできるようになりますよ」と示して、それで…。

**鶴見**　それでできるとき。私、それが驚いたのよ。どんどん約束の時間よりも早くできるようになった。

**大川**　だから、きちんと約束というか、契約をして、それをきちんと成功させるというのが信頼を得るカギだと思います。

**鶴見**　それには思想だけじゃだめだし、技術だけでもだめなんです。思想に裏づけられた技術が必要なんだと思う。

**大川**　約束、契約する内容も先生の生活や人生にとって大事なことでないと…。それを見つける技術と、それを大事と思う思想ですかね。

**鶴見**　そうよ。そして、患者は常にお医者さんを試しているのよ、どこまでこの人はそれができる人かということを。

それは患者は自分の身体については感性的には一番よくわかっている。理論的にわからないけど、感じとしては一番よくわかっている。それをお医者さんに説明してくださいと言ってぶつけるわけ。そして、向こうの説明に自分が納得がゆく。それが一番初めなの、お医者さんを信用する。それから、お医者さんがこうすればこうなりますよと言って、そのとおりこちらがやったときにちゃんと実現する。それで、本当に信用するわけよ。

**大川**　ご自分の状態を知りたいというのは、医学の学問的にいえば診断学だと思うんですね。医者はきちんと診断する。そしてそれをご本人にご説明しなければいけないんだけれども、大事なことは、ご本人が非常に気になっていらっしゃるところをちゃんと説明しなければいけないということですね。

例えばなぜ歩けないんだとか、だんだん歩きにくくなっているとか。おそらくこのことを非常に心配していらっしゃるだろうというポイントについて、ご本人が、ああ、なるほどとわかるような説明ができるということが大事なんですね。

**鶴見**　そうそう。それが最初ね。
それから、約束が実現するということ。これは驚きで、魔法使いだと思っちゃうのよ。

## 基本を教わることで自己決定権が高まった

**鶴見**　それからもう一つは、新しい可能性が出てくるということ、これはもう驚きよ。今までできないと思ったことができる。それが最初の驚きだけどね。全然思いもつかなかった可能性が次々に出てきたのよ。
**大川**　例えばどういうことですか。
**鶴見**　例えば、それは今になってひどくよくわかるんだけど、歩くというのは基本的にこういうことですよと言って、本当に基本から教えていただいたんですよ。そして、そのとおりに歩いたら、実際に歩けるようになって、坂も上れるようになった。実際の生活の中で本当に歩くことって、平行棒や訓練室の中で歩くこととは違うのね。
**大川**　つえのつき方もですよね。
**鶴見**　つえのつき方と、足の使い方。

歩く基本を教えていただいたおかげで自分で工夫して応用ができるようになった、それは大きなことです。

例えば天候によって私の状態は変わる。台風のときは非常にぐらつく、低気圧のときは足が痛い、それから冷えが入れば足が痛い。毎日違うの。だから、こういう足の状態のときはこのように歩けばいいと工夫する。

つまり高気圧で具合のいいときはまっすぐ向いて、足元を見ないで歩けるわけ。ところが、台風になって非常にぐあいが悪くなったら、非常にゆっくりと、力を入れてかかとからつま先に重心を移動するわけね。それを非常にゆっくりと丁寧に繰り返していく。

というふうに毎日が工夫なのよ。同じことしてないの。私、とってもそれがうれしいのね。自分は今日はこういうふうに歩いたらこうなった、こういうときはこうすればいいってだんだんわかってきたからね。それはなぜできるようになったかというと、先生とチームの方々から歩くということの基本を教えていただいたから。

**大川**　基本といっても、毎日の生活の中で、ご自分で活かせるための基本。訓練室の中が基本で、実生活が応用ということでなくて。

**鶴見**　もちろんよ。だって私それまで訓練室の歩行は嫌になるくらい習って、でも結局歩けなくなっていったの。

だからそういう本当の、生活の中で歩くことの基本を教えていただくということは非常に大事ね。そしてリハビリテーションというのは自己決定だと思う。自分がどのようにこの不自由になった体を使うかという、それを時々刻々決定していくのよ。その自己決定権を与えてくれるのが先生方のリハビリテーション。

つまり、あなたは今日はこう歩きなさいって外から言われてやるんじゃだめ。内発的に、自分はこうだから、今日はこういうふうに歩きますって言うのよ。その自己決定権を奨励してくださった。そうしなきゃだめですよって言われたの。自己決定しなきゃだめですよと。リハビリテーションはまず基本を教えるけど、あとは自己決定権を強化する。そのやり方を私は先生から教えていただいた。

それが今、活きているの。もう退院してから四年目でしょう。だんだん日が経つにつれて、あそこで受けた「教育」。「訓練」じゃなくて。あの教育が内発性、自己の中の埋蔵資源を発掘していくために、どんなに貴重な宝であったかということが今になってわかってくるの。

## 将来にむかっての教育

**鶴見**　つまり先生は将来に向かって教育していらっしゃるのよ。これが本当の教育よ。過去によって条件づけられたことだけやっているんじゃなくて、将来に向かって新しいものをつくり出していくように教育しているの。それがすばらしいと思うのよ。内発性を大事にする教育。

**大川**　教育ということと関係しますが、先生が入院されていたときに、ＯＴの中村さんが、卒業して入職したばかりの新人ＯＴにトイレで実際の訓練のやり方を指導していたとき、鶴見先生と、もう一人の患者さんがご一緒にずうっと聞いていらっしゃっていた。そういう専門的な知識を患者さんがきちっと覚えるというのもやっぱり必要ですよね。

**鶴見**　そう。それが大事な教育。

**大川**　ところが、その新人は、何で患者さんが聞いているんですか、聞いてほしくないっていう顔になったんです。そういう専門的な知識を患者さんに知ってもらっちゃうと、自分たちの立場がないって思ったようですね。

**鶴見**　プロは手品の種明かしをしないといったようなことね。

**大川**　そうなんですよね、まさしく。

## 小さいことですら自分で決めていく

**大川**　よく自己決定権を尊重するとか言いますと、非常に概念的で、すごく大きなことのようにとらえられがちなんですけど、先生にわかっていただいたように、本当に歩くやり方一つですら自分で工夫して決めていきましょうと。

**鶴見**　そういうことよ。

そのおかげで、非常に悪いときもかろうじて乗り越えられたし。

**大川**　そのような小さなことですら自分で決めていくということを、常にやっていくことによって、どう生きていくのかという大きなことも決めていくことにつながっていくんじゃないかと思うんですね。

**鶴見**　そうです。大きいことと、歩くことの基本のような技術的なことと両方よね。どちらか片方だけじゃだめ。

**大川**　患者さんというのは、先生ですらそうだったように、ある程度「お任せします」とか、「こんなものなのかな」とやはり思いたがると思うんです。

**鶴見**　思い込みました。私はもう思い込まされました。

**大川**　知識がなければそうなっちゃいますよね、どうしても。ですからそういうあなた任せにならないように、どんな小さなことでもいいから、まず自分で決めていくということが……。

**鶴見**　そういうものをみんな自分で決める。

**大川**　で、決めていくことが楽しいことだと。先生、先ほど一日一日違う歩き方をしなきゃいけない。でも、それがうまくいって歩けたときには、毎日毎日うれしかったとおっしゃったけれど。

**鶴見**　発見があるのよ、新しい。だから、最近つくった歌は、

　今日は保名、あすは弱法師、物狂いだ。足どりつのる梅雨入りの悪

と。梅雨に入るととても悪くなるの、この足が。だから、踊りの保名《やすな》でしょう、それから

弱法師《よろぼうし》はお能でしょう。どちらも物狂いですよね、物狂いの足取りになっていくわけ、よろけて、よろよろ。それだけど、今日は保名でいこうかな、今日は弱法師でいこうかなって自分で決めるのよ。あっ、そうだ、今日は気持ちがいいから、新曲浦島でとっとと行こうかなとか、自分で決めるととっても楽しいのよ。

毎日同じことしているんじゃないのよ。毎日新しい発見があって、自分の工夫が実っている。そうすると、仕事のほうも創造力が増してくるのよ。

こんなことは言い過ぎかもしれないけど、私は倒れてよかったと思っているの。というのは、今まで感じなかったことを感じるようになった。それから、今まで気がつかなかった埋蔵資源が掘り出されてくるのね。

そして、体が不自由になっても、命ある限り自分の生き方というものは自分で決めていかれるし、新しい展開は日々ある。だから、毎日がとっても楽しい。生きている限り楽しく生きなきゃって、私、いつも言っているの。

**大川**　やはり自分の人生、自分の生活を、ほんの小さなことでもいいから、自分で決めていくということは非常に幸せなことですし、楽しいことですよね。

**鶴見**　そうよ。だから、それを奨励するような先生、奨励するような療法士、そして看護師さん、それが必要なのよ。それが全部チームを組んでやってくださった。だから、先生のおられた病院は、私にとってはとっても懐かしいところよ。本当に私の新しい人生の出発点。

## 基本からひろがっていく生活

**大川**　今はこういうふうにしてちゃんと生活行為が維持できていらっしゃるのは、歩き方に関しても基本を覚えて、ちょっと調子が悪いときはこうすればいいという、そういう応用がきく能力まで身につけて退院なさったからですね。

**鶴見**　応用能力が身についたの。例えば、くぎの出たまな板の使い方にしても、リンゴだけじゃなくて、ほかのものもどうやって切るかということ、あれから応用してサラダをつくったり、それからダイコンおろしをつくったりね。ダイコンおろしはどうやってできるかなと思って工夫していってね。

**大川**　バリエーションが広がっていますね。

**鶴見**　そうなの。随分広がっているでしょう。野菜スープをつくったり、そういうことも全部できるようになったんです。そしてお客さんにはなるべくここでお茶を入れて、お茶を出す。

**大川**　基本となるものは、非常に簡単なものだと思うんですね。その簡単なものを理論的にきちんと説明をして、納得していただくということが、応用がききやすくなる基本じゃないのかなと思うんですけどね。

**鶴見**　そうですね。だって、先生の病院では、将来、家に帰って、主婦をする人にはお料理のリハビリテーションというのもあったわけよね。だけど、私はうちへ帰ってお料理するなんて思わないからやらなかったけど、ここでは結構自分でお料理をやってます。病気する前、私お料理するの好きだったんですよ。

**大川**　でも、きっと前の病院では学者さんが料理なんかするわけないと思って、包丁の使い方なんか指導してなかったんですね。

**鶴見**　そういうのは全然しなかったですね。でも、学者さんっていっても、私が何者かっていうことは全然知らないわけよ、向こうは。

**大川**　鶴見和子を知らないとは、何と教養のないことを。

**鶴見**　過去にどういう暮らししていたかということは、あそこでは一切関係ないんだから。

**大川**　だから、手持ちのカードが少ないんですね。本当に決まりきったプログラムが何通りしかないということですね。

## 理論の裏づけのある技術

**鶴見**　大川先生のご本はすばらしいのよね。上田先生は理論的に書いていらっしゃるわけです。大川先生は技術的な現場が非常によくわかるように書いていらっしゃる。それも技術だけじゃなくて、理論の裏づけのある、理論の技術化ですよね。それがすばらしいと思うのよ。

それが現場の看護師さんにも療法士の人たちにも非常に必要だと思うの。理論だけ読んだんじゃ、それを自分がどうやって技術化するかわからないですよ。だから、理論の技術化ということはとっても大切だと思うのね。だから、あの本は非常に大事な本だと思うわけね。上田先生のご本と大川先生のご本と両方読むとはっきりわかると思う。現場の方が上田先生の本を読むのは大事だけど、じゃ、自分が常日ごろやっていることにどう活かすかということは、自分ではできないと思うのよ。

**大川** 「そのくらいのことやってらあ」て気になるのね。
一方では、とてもやれてないと思う人たちがいるでしょう。だけど、もう一方は、いや、私たちは一生懸命やっているんだから、やっているのよという思い込みになっている。

**鶴見** 一生懸命やっているからだけじゃだめなの。それは一生懸命やらなきゃ、なおだめ。

**大川** でも、あえて一生懸命と言わずに、淡々とやっても技術的にきちんと最良のことができるのがプロじゃないかと。

## 自己決定権を発揮して人生を楽しむ

**大川** ところで、先生は患者さんの権利とはどういうことだと思われます？

**鶴見** やはりそれは自己決定権ね。自分で自分の人生を決めるのでなかったら、何にもおもしろいことないわね。

**大川** そうですね。でも、患者さんはその権利が奪われがちだということですね。

**鶴見** 奪われているのか、あきらめて放棄しているのか。奪う人はいないわけよ。権利を持とうとしてないんだから、それ以上奪うということはないのよ。だけど、あきらめるように、あきらめるように、今までのリハビリテーションは仕向けていたということだけは確か。これは昔の軍隊教育なのよ。死ぬことはよいことだって教え込んだ。だから、だめになっていくことがよいことだというふうな思想なんじゃないの。

**大川** で、苦しむことは己を成長させるとか…。

**鶴見** 「スパルタ式なリハビリテーションは僕は反対です」とはっきり上田先生はおっしゃったでしょう。私、その意味がすごくわかったの。というのは、歩くことは苦しいことじゃないの。楽しいことなの。毎日私は歩くのが一番楽しい。

**大川** その歩くことも、歩くということが目的ではなくて、こういうふうにして歩けるようになれば、これができますとかにつながっていくわけですね。

**鶴見** そうなの。つまり目標があるから、歩くことによって自分が活性化するから。頭が活性化して、ちゃんと歩けば午後の仕事はちゃんとできる。ただそれだけじゃなくて、歩くこと自身にも新しい発見が日々ある。どういう歩き方をすれば、一番今日の私にふさわしいか。

**大川** だから、楽しさがわかるような、楽しみ方をお教えするということは、非常に大事なことですね。

**鶴見**　そう思うの。だけど、楽しみ方を教えることは難しいわね。自ら楽しもうとしなきゃ、楽しくないもの。

**大川**　そうですね。でも、専門家は楽しめるものをみつけ出して、それを楽しめるようにもっていかなきゃ。それも技術だと思うんです。

**鶴見**　確かに。もっていっていただいたから、こう楽しいんだと思うわよ。

**大川**　先生が自己決定権とおっしゃってくださったのはありがたいことです。

**鶴見**　だって、自己決定しなかったら危ないわよ。毎日同じ調子で、前を向いて足元を見ないで、教えられたとおりの歩き方を毎日していたら危ない。自分が一番今日の私にふさわしいと思う歩き方で歩くの。

**大川**　そこまで習得しておいていただかないと、リハビリテーションが終わった後、ご自分で生活していらっしゃるときに危険になってくるんですよね。

**鶴見**　だから、あれ以上やればなおよかったと思うのよ。だけど、ここまでという基本は教えていただいて、卒業させていただいたの。

## 自己決定能力を高めるには

**大川**　自己決定権を尊重するということは、よく説明して患者さんが選択することって言うけれど、選択できるだけの基本的な自己決定能力をまず高める必要があると思うんです。鶴見先生だからできるようになったが、他の人にはできっこない、というのではまずいんです。

先生は小さいときから自己決定する教育を受けていらしたけれど、そうでない方も多いわけだし、いかに自己決定するかということ自体の教育が必要だと思います。だから、常に「どちらがいいですか」という選択の場を、治療者側は極力たくさんつくるということが効果的じゃないかなと思うんですけどね。

**鶴見**　そう思う。「どっちがいいですか」っていつでも聞いてあげる。それで、ぐじぐじしていたら、自分がいいと思うことを言いやすくしてあげる。言うことを奨励してあげる。そういう生き方を学ぶよりしょうがないんじゃない？　それ以外に楽しく生きる方法はないと思う。

食べ物だって私は自分が来週は何が食べたいかっていうことをよく考えて選択して仕入れているのよね。いちいち自分の生活設計を考えるということ、それが楽しさの源泉じゃない？　それを「目標指向的リハビリテーション」は教えてくださるの。でも私は以前からそのように生きてきたの。だから、それが先生たちと出会うことによって補強されたのよ。私、そういうことだと思う。

**大川**　だから、私どもからすれば、一番やりやすい患者さんでいらしたんです。

**鶴見**　そうだと思う。というのは、再教育する必要がなかった。もともとそういうものを持っていたから、それで先生と火花を散らしたわけ。楽しくね。

でも、もしそういうふうに生きてこなかった人は、ここで再教育しなくちゃいけない。再教育することによって、楽しい生き方を学ぶ。リハビリテーションは楽しい生き方を、つまり不自由な体になってから楽しい生き方を学ぶ。本当に楽しいのよ。

**大川**　だから、その楽しさをわかるためには、ある時期までは今まで慣れていない「こっちにしますか、あっちにしますか？」という選択を繰り返していくと。

**鶴見**　そういうことよ。

**大川**　そういうことですね。障害をもっても、その後の人生って長いんですものね。

**鶴見**　いや、長いか短いか、それはわからないけど、今日生きているということだけは確かなのよ。そして、明日も生きるんじゃないかと思うのね。それだったら、生きている限り、いつ死んでも悔いがないように生きようと思っているの。

**大川**　そのとおりですね。私は自己決定権を支える自己決定能力を伸ばすのがリハビリテーションのアプローチとして非常に大事だと強調しているんです。やればやるほどそういうふうに思うんですけど、先生からもそううかがって意を強くしました。

# 第三章　わがうちの埋蔵資源発掘し

## ——お仲間の患者さんたちへのアドバイス

## わがうちの埋蔵資源発掘し

**大川**　私、先生のおっしゃる「埋蔵資源発掘し」というフレーズがすごく好きなんです。

**鶴見**　忙しい、忙しいで働いている間は、埋蔵資源に気をとめないの。というのは、外にばっかり気持ちが向かっているから。だけど、自分をじいっと見る時間ができてくると、こういうこともできる、こういうこともできるという意外な可能性を発掘できるのよ。これは楽しみよ。つまり、できない、できないだけじゃないの。できないから、できることがあるの。体が動かないから魂が動くの。

**大川**　神か仏かが与えたもうた、自分を振り返る余裕のある時間と考えていいんですね。

**鶴見**　私はそう思っている。人生の最後にこんな楽しい時間があったということ、それは幸せ。あのまま死んでしまえば、忙しい、忙しいで終わり。理屈ばっかり言って終わり。そうじゃなくて。自分の理論を体験して、温めて、もう少し大きく育てる。そういう時間を今いただいたんだと思っている。

**大川**　私たちも、発作を起こさなくても、そういう時間というのはつくるべきですね。

**鶴見**　もちろん。起こしたら大変よ。だけど、起こさなくてもそういう境涯に入れるかというと、なかなかできない。

**大川**　人には大事だ、大事だと私も言っていますけども、自分自身はやはり先生の発作の前と同じですわ。

**鶴見**　忙しくて、忙しくて。

まあ、いいわよ。若いときは忙しくやってください。それが人のためになりますから。そしてそれが後になって埋蔵資源にもなるのよ。

**大川**　そうですね。それはそのとおりですね。

**鶴見**　本当にそうよ。私は今までやったことが全部今役に立っている。だから、先生は今、自分の埋蔵資源をつくっているのよ。

## お仲間の患者さんたちへのアドバイス

**大川**　先生、今はそういう状態でないから、はっきりと申し上げることができますけれども、あのままでしたらもう既に寝たきりで、頭はあんまり明晰ではいらっしゃらなかったと思いますよ。

**鶴見**　私、そう思いますよ。だから、先生と上田先生のおかげで、私の今日がある。そう思って、毎日、感謝しております。

**大川**　ただ、先生みたいな方はお父様のお導きもあってラッキーでいらしたと思うんですけれども、先生みたいにならずに、そのまま寝たきりになっているような人たちもたくさんいらっしゃるわけです。だから、そうならないためにどうしたらいいのか。

そういう方のために、先生、もう少し凡人でも自己決定権を行使できるようになる方策というのはないんでしょうか。

**鶴見**　それは自分が何をしたいかということをはっきりつかむことだと思う。今まで一生懸命働いてきたのに働く力を失っちゃった。だから、何にもすることがない。それで、「じゃ、あなた、何がしたいの」って言ってもわからない。それから、もう年寄りだからどうでもいいとも思っている。

だけど私は、どうして自分がこんなに欲張りなんだろうと思うの。八十二歳なのにまだ知りたい、まだ書きたい、まだやりたい。やりたいことはいっぱいあるのよ。それで、自分が何がしたいかっていうのは、わき立つようにあるのよね。

だから、「あなた何がしたいの、あなたのしたいことをまずつかんで、それをどうやってやるか考えればいいじゃないの」って思う。

**大川**　でも、先生御自身は前の病院にいらっしゃるときには、本を書こうというのはおありだったけれども、でも、それ以外のことに関してはどうでもよかったんですね。

**鶴見**　もう捨てたと思った。一つに絞っていたの。あのときは著作集がまだ始まったばかりだから、著作集を九巻完成させるというのは大変なことだと思ったの。

**大川**　それはそうです。半分はそういう著作集をつくろうという意気込みはおありだった。しかし、先生ですら、残りの半分はほかの方たちと同じように、人生を楽しむということに関してあきらめていらした部分があったんじゃないかな。

**鶴見**　ええ、そうですね。もう歩くことはできないし。

**大川**　それから、おしゃれも無理だろうとか、食べ物を楽しむということも無理だろうとか、いろんな趣味の時間ももうあまりないだろうと。でも、私は著作集は作れるから、これはやろうと。でも、それはある意味では居直りでもあるし、半分はあきらめていらしたわけではないかと。

**鶴見**　そうですよ。

**大川**　だから、結局、ほかの皆さんでも、ご自分の状態がわからなくて、自分の可能性もわからないから、何をやっていいかわからないというところがかなりあるんじゃないかなと思うんですけどね、どうでしょう。

**鶴見**　そうだと思う。

**大川**　先生の残っていた半分、未開発だった、埋蔵資源のままだった半分を掘り起こして、それを楽しめるようになったのは、自分の可能性がわかったからと考えていいんですか。どうなんでしょう。

そこが鶴見和子先生でなくても、ほかの人たちも学べる大事なところじゃないかなと思うんです。

先生と同じようにそういうふうに障害をもたれた同じようなお年の方たちにどういうアドバイスがありますか？

**鶴見**　お医者さんにしろ療法士にしろ、こちらの希望をぶつける、自分の体の状態の説明をしてもらう。それをどこまでも追求していく。それで、答えられる専門家については信用する。答えられない人については、ほかのもっといい人を選ぶ。つまり相手を選びなさいっていうことなの。病院にしても、お医者さんにしても、療法士にしても。

だけど、それは大変難しいことだと思う。こちらが試験しなきゃいけないということ、まずそれ。自分が相手を選ぶので、向こうがこっちを選ぶんじゃないっていうことなの。

**大川**　いいですね。選ばれる医者になりたい。

## 新しい人生を切り開く

**鶴見**　それが教育の始まり。リハビリテーションは教育であると同時に自己教育である。自分を教育していくものです。そして、新しい宇宙を開く、新しい人生を切り開く。

脳卒中の後遺症は治らない。治らないなら、今度は新しい道を開かなきゃ。この道は引き返すことができない。だから、新しい道を開かなきゃだめ。それには新しい可能性をもう一度発掘し直す。

で、この道を開いてくださるのは、まずリハビリテーション医であり、PTであり、OTである。だから、そういうことをしてくれる人達を選びなさいということ。だけど、出会うのが難しいわけ。それだったら、自分で教育するのよ、相手を。私、そこまでいかなきゃだめだと思うの。

**大川**　でも、患者さんのほうから教育をするというのは、どういうふうにしていけばいいんでしょうか。

**鶴見**　自分が死ぬはずのところを生きている。この命はとても大事だと思うの。それだから、命ある限り楽しく生きよう。まず、そういう決心をする。

そのためにはいいお医者さんといい療法士を選ばなきゃだめ。選ぶためには試験するのよ、ぶつけていくのよ。で、ぶつけていくことにちゃんと対応してくれる人と一緒にやるのよ。

そして、そのためには、自分が何を欲するか、何をしたいか、それを自分でつかまなくちゃいけない。私の場合は大川先生が聞いてくださったのよ。だから、私はだんだんと心を開いて語れるようになった。

だから、リハビリテーションの過程で自分を知るということはすごく大事だと思うわよ。自分がわからなきゃ、相手が自分をわかるはずがない。やっぱり自分をつかむことが大事よ。それが自分でつかめれば、お医者さん、療法士、看護師さん、そういう人たちもこの人をつかもうと思って聞いてくれる。その相互作用が大事。それで、自分も、それからお医者さんや療法士も可能性を信じることね、一人ひとりの可能性を。自分も信じることね。

**大川**　専門家からいえば、可能性を見つけ出せることが技術なんですけどね。

## 攻めるために勉強する

**鶴見**　私は患者のほうから攻めていくことだと思う。

**大川**　そのためにはリハビリテーションだったら、リハビリテーションについてのお勉強をなさるということですよね、患者さん自身も。

**鶴見**　勉強しなきゃね。病気になったら、その病気の研究をしなきゃね。結核になったときも、私、結核の本を一生懸命読んだ。病気というのは新しい文化だから、新しい文化を研究するのよ。異文化だと思うわ、本当に。

**大川**　だから、患者さんのための本が必要だと思っているんですけどね（註1）。

**鶴見**　そうよ、書かなきゃ。

## 内発的発展論との結びつき

**鶴見**　だけど、私はこの病気になって、そして先生方の目標指向的リハビリテーションに出会って、自分が今まで理屈で考えていたことを実現できるという感じで、とてもうれしいのよ。内発的発展論と結びつけて考えられるから。つまり内発的発展論というのは、それぞれの社会に固有の歴史があり、自然生態系があり、伝統技術がある。それに根ざして、それぞれ違う価値観がある、違う形の社会の発展があってよいのだということ。

今までは、近代化論というのは、イギリスとかアメリカのような先進国をお手本にして、それぞれの社会が同じように発展していくのがいいのだということで、それと違ったものはおかしいといわれていたんですね。そうではなく、それぞれ異なる発展の仕方があるのだと。それはそれぞれの社会が内発的に方向を決めていく。そういうことを、つまり近代化論とは違う形の発展の理論というものを私は考えようとしてきたんですね。

それが先生方の「目標指向的リハビリテーション」と本当に方向が一致しているの。私はそれがとてもうれしい。自分の理論を自分の身で検証できる。生きていてよかったと思うの（註2）。

註1：大川弥生『新しいリハビリテーション―人間「復権」への挑戦』（講談社現代新書、二〇〇四年）。
註2：鶴見和子・上田　敏『患者学のすすめ―〃内発的〃リハビリテーション』（藤原書店、二〇〇三年）。

# 対談のあとに──「回生を生きる」ことのお手伝いができた幸せ

鶴見和子先生は、私にとって女性の研究者の先達（せんだつ）としてあこがれの的であった。和服を着て、凛として美しく、世間におもねらない学者であった。

それまでもっていたそのようなイメージと、患者さんとなられて、実際に私が医者として「対峙」したときとの、その落差……。

しかしその後、講演、朝日賞の授賞式など、また多くのテレビ（NHKクローズアップ現代、ETV特集など）・新聞・雑誌でのお姿、そして多くの著作など、発病前とはまた異なる、素晴しい鶴見和子像を見せていただいた。

この発病後の十年間の活動・お姿を、多くの人々は「鶴見和子さんだからできた」と思われているようである。しかし実はそうではない。またそう思われることは鶴見和子先生の本意ではないと思う。

ここで三つのことを述べたい。

一つには、鶴見和子というすぐれた人ですら、一旦患者、障害（生活機能低下）のある人という立場になると、ご本人自身が述べられたように〝呪縛〟されてしまうということである。

二つめは、しかしその〝呪縛〟から逃れることもできるということである。

そして三つめは、それをお手伝いするのが、人生に関与できる専門家のやりがいであり、責任でもあるということである。

呪縛をつくるのも、そしてそこからのがれ、むしろそれをチャンスに更に深まった人生を送る方向へと向かうのも、そのための道筋をつくっていくのも、ご本人であり、専門家であり、ご家族であり、そして世の中である。

私個人のことになるが、鶴見先生とお会いしたのは、様々な試行の末に「目標指向的リハビリテーション」の思想と技術を体系化できてから、それほどたたない頃であった。そのときに鶴見和子さんという「理想的な患者さん」と出会って、患者側からの洞察を加えていただくことでそれが一層深まり、一つの典型的な事例としてまとめることができたのがこの本の初版であった。

そしてその三年後に今回増補した対談をさせていただいたが、それは「目標指向的リハビリテーション」のいわば「長期効果」を確認する思いであった。「基本」を学ぶことで自己決定能力がたかまり、ご自分の力でご自分の生活・人生を築いていくという、障害（生活機能低下）をもちつつ、明るく楽しく生きていくお姿をまのあたりにできたからである。それこそが私たちが実現したい生活・人生の「目標」にほかならないのである。

鶴見先生が退院された一九九七年五月末と初版の鼎談（同年十二月）との間の一九九七年夏、私は現在の国立長寿医療センター研究所に赴任した。

リハビリテーションにおいて学んだ「している活動」への対応の重要さという観点から、介護を「よくする介護」「目標指向的介護」として構築すること、また廃用症候群（今は「生活不活発病」とも呼ぶようになっている）やそれから始まる「生活機能低下の悪循環」、そしてそれからの脱却の方策の研究、またそのような考え方と技術を「介護予防」などにいかに活用するか等、厚生行政にも関係の深い仕事にだんだんと入っていった。

おりしも二〇〇〇年に介護保険制度がスタートし、その後二〇〇五年の介護保険制度改正までの様々な研究会・委員会等に関与させていただいた。

そして近年は、二〇〇一年にＷＨＯで採択されたＩＣＦ（国際生活機能分類）という、〝「生きることの全体像」についての「共通言語」〟（それはまさに生活・人生を尊重する、新しい「健康」概念にほかならない）の研究・普及・活用、そしてその基本理論である

「生活機能学」の研究にもつとめている。

鶴見先生も私のそのような動きを、一人ひとりの方にだけでなく、多くの方に役立つ大事な仕事と評価し、喜んでくださった。ただし、「フィールドワークは大事にすること」と強くおっしゃり、お会いするたびに強調なさった。

鶴見先生の脳卒中後の十年はすばらしい日々であった。しかし実は悔いていらしたこともあり、その最たるものは、ご本人が原点となさったフィールドワークができなくなられたことではなかっただろうか。この点をリハビリテーション医としてもっと工夫すべき点がなかったかが、私の一つの反省点である。

「そうよ、後悔なんかしちゃいけないけど、反省をして更に深く高く考えることが大事よ……」「魔法使いは技術をみがかなきゃ」と、天国からおっしゃっていただいているような気がする。

この初版を読んで理学療法士・作業療法士になったという若い人から声をかけていただくこともある。また副読本になり、徹底して読み込んだとの話もうかがい、ありがたい。鶴見先生ご自身も二〇〇一年に日本作業療法学会（金沢）で講演をなさり、若い人々への熱いメッセージを語られた。

本書を患者さんご本人、ご家族、専門家、また専門家をこころざす方々に、「患者さん自身からの専門家への得がたいメッセージ」として、ぜひ広く読んでいただきたい。このような生活・人生をみる視点が、リハビリテーションだけでなく、介護にも、そして一般医療へ、そして人に接して人を対象とするあらゆる分野へ広がっていくことを心から願っている。

このような本ができた基礎は多くの患者さんから学ばせていただいたものである。鶴見先生の場合と同様に、お一人おひとりの人生を創るお手伝いをする中で学んだことは多い。鶴見先生への感謝とともに、その方々にもあわせて感謝したい。

大川弥生

(本対談は本来照林社刊「エキスパート・ナース」誌のために行ったものであり、同誌に掲載しなかった部分を中心に収めた。使用を許可していただいた同社に感謝する。)

# 特別寄稿　二人の医療家への感謝

姉・鶴見和子は、二つの生涯を生きた。その中で、後半の部分が大きな役割を担っていた。それは、上田敏、大川弥生、二人の医師の助力による。

和子は、一九一八年六月一〇日生まれ。一九九五年十二月二十四日、左の唇がしびれ、敷物の上に倒れた。救急病院に運ばれ、脳出血と診断された。

このとき七十七歳。これからが、和子の後半生であり、最も重大な時期となる。救急病院の担当医が的確な診断をされたことは、和子にとって幸せだった。だが、その後の半年、いくつかの病院で型どおりの対応を経て、彼女は、歩行不能、仕事不能の状態に固定された。

仕事は全部断り、面会は謝絶。そのようにして、一年間が過ぎた。

そのころ、上田敏先生から、姉と私とにそれぞれ手紙をいただいた。医者から患者に、診させてほしいと申しこむのは、ならわしに反するが、と前置きして、病状を間接にうかがったところでは、自分は、もっとよい状態になれると思う。自分に診させてもらえないか、という申し出だった。

こうして、大川先生が指導しておられた茨城県の病院で、診療がはじまった。その経過は、本書での鼎談・対談にあるように、大幅な回復となり、健康な時代になし得た著作を、質量ともに上まわる多くの仕事の実現をなしとげた。

倒れる前に刊行し得た著作、例えば水俣病患者の社会学的調査については、これまでの客観的調査に加えて、自分が半身不随になってからの体験を組み入れて、病者そのもののセルフ・レフレクシヴな、対象になりかわっての観察を添えることができた。南方熊楠については、そこに示唆されている曼荼羅の相の下に、社会現象を見ることができた。まさに、ダルマに眼を入れている。

それまでの学問上の論文を、著作者として刊行するときに読み直して、病人になってからの感想を書き加えることができた。それだけでなく、自分の見方をたたき台として、当代の碩学を相手に、それぞれの感想を引き出す対話集を、つぎつぎに刊行する機会とした。

これは藤原書店の藤原良雄氏というめずらしい出版社社長の助力を得て、はじめてできたことだった。

最後の十年は、上田敏先生、大川弥生先生、お二人の医師によって新たに掘り起こされた年月であり、それはまた、当人にとって、自分の無意識の底に五十年間埋蔵されていた歌ごころでもある。和子自身によって二十代以来、学問と関係なしとして置かれ続けてきた状態からよみがえったものであり、社会学・哲学と交流し、これまでの学問的知見に意味を与える新しい場をつくった。

日本の和歌の歴史には、紀貫之以来、歌学の千年の系譜がある。鶴見和子個人の歴史の上に、その系譜がふたたび確認され、敗戦後、米国学会の影響の下に置かれてきた日本の学問、特に社会学に対して、これまで顧みられることのなかった一つの力を与えることになった。

この不思議ななりゆきは、鶴見和子個人の努力の結果ではない。医療家お二人の指導があって、はじめて実現したものである。お二人に感謝を捧げる。

鶴見俊輔

二〇〇七年六月

# 鶴見和子著作一覧

（1999-2006）

## I　著作集

コレクション鶴見和子曼荼羅（全 9 巻）　　藤原書店、1997〜1999 年

Ⅰ　基の巻——鶴見和子の仕事・入門…………（解説・武者小路公秀）
Ⅱ　人の巻——日本人のライフ・ヒストリー………（解説・澤地久枝）
Ⅲ　知の巻——社会変動と個人………………………（解説・見田宗介）
Ⅳ　土の巻——柳田國男論……………………………（解説・赤坂憲雄）
Ⅴ　水の巻——南方熊楠のコスモロジー………………（解説・宮田登）
Ⅵ　魂の巻——水俣・アニミズム・エコロジー……（解説・中村桂子）
Ⅶ　華の巻——わが生き相《すがた》…………………………（解説・岡部伊都子）
Ⅷ　歌の巻——「虹」から「回生」へ　…………（解説・佐佐木幸綱）
Ⅸ　環の巻——内発的発展論によるパラダイム転換（解説・川勝平太）

## II　単著

歌集・花道　　藤原書店、2000 年
歌集・回生　　藤原書店、2001 年（私家版、1996 年）
南方熊楠・萃点の思想——未来のパラダイム転換に向けて　　藤原書店、2001 年

## III　共著

鶴見和子・対話まんだら　　藤原書店、2002〜2006 年
言葉果つるところ　（石牟礼道子との対談）2002 年
四十億年の私の「生命《いのち》」——生命誌と内発的発展論　（中村桂子との対談）2002 年
「われ」の発見　（佐佐木幸綱との対談）2002 年
邂逅　（多田富雄との往復書簡）2003 年
患者学のすすめ——“内発的”リハビリテーション　（上田敏との対談）2003 年
おどりは人生　（西川千麗・花柳寿々紫との鼎談）2003 年
複数の東洋／複数の西洋——世界の知を結ぶ　（武者小路公秀との対談）2004 年
曼荼羅の思想　（頼富本宏との対談）2005 年
「対話」の文化——言語・宗教・文明　（服部英二との対談）2006 年
いのちを纏《まと》う——色・織・きものの思想　（志村ふくみとの対談）2006 年

**鶴見和子**（つるみ かずこ）
1918 年東京生まれ。1939 年津田英学塾卒業、1941 年ヴァッサー大学哲学修士号取得、1965 年ブリティッシュ・コロンビア大学助教授、1966 年プリンストン大学社会学博士号（PhD）取得、1969 年上智大学外国語学部教授、1969〜1989 年同大学国際関係研究所所員、1982〜1984 年同所長。現在、上智大学名誉教授。専攻、比較社会学。1995 年南方熊楠賞受賞。2000 年朝日賞受賞。2006 年没。
編著書に、『パール・バック』（岩波書店、1953 年）、『Social Change and the Individual: Japan before and after Defeat in World War II』（Princeton University Press, 1970 年）、『思想の冒険』（共著、筑摩書房、1974 年）、『南方熊楠』（講談社、1978 年、毎日出版文化賞）、『内発的発展論の展開』（筑摩書房、1996 年）、『日本を開く――柳田・南方・大江の思想的意義』（岩波書店、1997 年）、『コレクション鶴見和子曼荼羅 I 〜IX 巻』（藤原書店、1997〜1999 年）、『花道』（同、2000 年）、『回生』（同、2001 年）など多数。

**上田　敏**（うえだ さとし）
1932 年福島県生まれ。1956 年東京大学医学部卒業、1957 年冲中内科（現第三内科）で内科・神経内科を研修、1964 年ニューヨーク大学リハビリテーション医学研究所に留学、1965 年帰国後、東京大学リハビリテーション部助手、講師を経て、1984 年東京大学医学部教授、リハビリテーション部部長、1992 年帝京大学教授。1997 年帝京平成大学教授、1999 年～現在、日本社会事業大学客員教授、日本リハビリテーション医学会名誉会員（元会長）、国際リハビリテーション医学会（ISPRM）名誉会員（元会長）、日本障害者リハビリテーション協会顧問。
著書に、『目でみるリハビリテーション医学、第 2 版』（東京大学出版会、1994 年）、『リハビリテーションを考える』（青木書店、1983 年）、『リハビリテーションの思想、第 2 版増補版』（医学書院、2004 年）、『自立と共生を語る』（共著、三輪書店、1990 年）、『リハビリテーション医学の世界』（三輪書店、1992 年）、『リハビリテーション―新しい生き方を創る医学』（講談社ブルーバックス、1996 年）、『リハビリテーション医学大辞典』（共編、医歯薬出版、1996 年）など多数。

**大川弥生**（おおかわ やよい）
1954 年佐賀県生まれ。1978 年久留米大学医学部卒業、1982 年同大学大学院（内科学）修了後、東京大学リハビリテーション部医員、1984 年同助手、1992 年帝京大学医学部講師、のち助教授。現在、国立長寿医療センター研究所生活機能賦活研究部部長、日本リハビリテーション医学会評議員、日本老年病学会評議員、日本脳卒中学会評議員、日本緩和医療学会評議員。
著書に、『リハビリテーション医学大辞典』（共編、医歯薬出版、1996 年）、『目標指向的介護の理論と実際―本当のリハビリテーションとともに築く介護』（中央法規出版、2000 年）、『新しいリハビリテーション―人間「復権」への挑戦』（講談社現代新書、2004 年）、『介護保険サービスとリハビリテーション―ICF に立った自立支援の理念と技法』（中央法規出版、2004 年）『生活機能とは何か―ICF：国際生活機能分類の理解と活用』（東京大学出版会、2007 年）など多数。

〈増補版〉
**回生を生きる**　本当のリハビリテーションに出会って

発行日　一九九八年五月二十日　第一版第一刷
　　　　二〇〇六年二月十日　第一版第五刷
　　　　二〇〇七年八月一日　増補版第一刷

著　者　鶴見和子、上田　敏、大川弥生
発行者　青山　智
発行所　株式会社　三輪書店
　　　　〒113―0033　東京都文京区本郷六―十七―九
　　　　電話　〇三―三八一六―七七九六
印刷所　三報社印刷株式会社


ISBN 978-4-89590-279-3 C0036